Yoga
Praxisbuch
für Anfänger

Yoga Praxisbuch für Anfänger

Yoga Schritt für Schritt erklärt (mit Übungserklärungen, Plänen und Bildern)

Yannic Hinzfeldt

https://published4you.de

PUBLISHED4YOU

Inhaltsverzeichnis

Motivation statt Vorwort

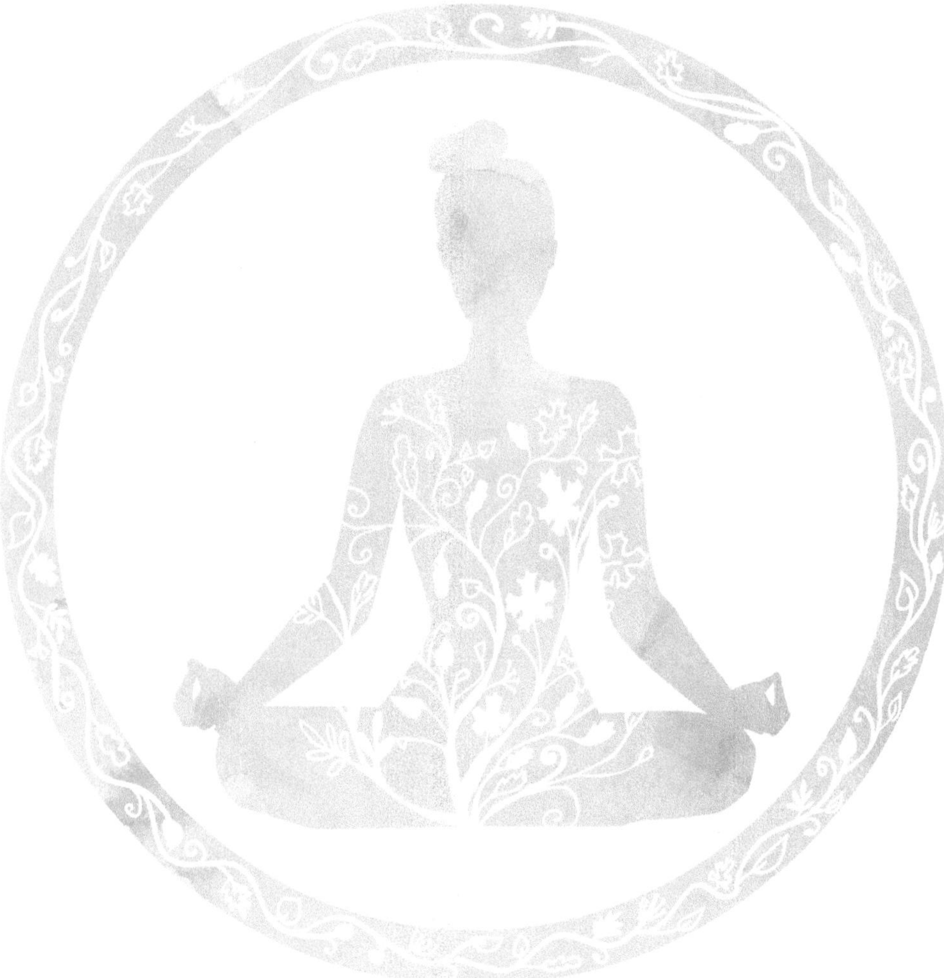

1

Warum dieses Buch?

Yoga geht auf eine indische Tradition zurück und wird ausführlich im Yoga-Sutra beschrieben. Dieser Jahrtausende alte Quellentext ist ein Leitfaden für Yoga und enthält viele überlieferte Informationen, die wiederum mehrfach interpretiert und allumfassend in Büchern überarbeitet werden. Für jede Person, die sich punktgenau zu Yoga vorinformieren möchte, werden die vielen Bücher, Websites und Blogs allerdings oft zur Qual - diese Beobachtung war schließlich Anlass zu dieser handlichen Zusammenfassung für AnfängerInnen.

Der hier gebotene Überblick soll dir einen einfachen Zugang zum Thema ermöglichen. Ich möchte dir als Yoga-Durchstarter die Tür zum Kennenlernen der Technik weit öffnen: Denn im Grunde ist es für dein körperliches Training nicht wesentlich, dich mit der gesamten Yoga-Philosophie auseinanderzusetzen. In diesem Buch wähle ich den sportlichen Ansatz für dich.

Wie bei jeder anderen Sportart wirst du auch beim Yoga über Fachwörter stolpern. Gerade die Yoga-Community kann mit ihren Fachvokabeln wie eine unerreichbare Welt erscheinen. Diese Sportwelt ist in Wahrheit jedoch sehr zugänglich, wenn man nicht beim ersten Fremdwort aufgibt, sondern sich darauf einlässt. Damit du nicht zu früh verunsichert, sondern sofort bestärkt wirst, gibt dir dieses Buch die wichtigsten Hintergrundinformationen für den guten Start.

Auf diesem Grundstock aufbauend kannst du deinen persönlichen Wettlauf nach Wissen jederzeit fortführen. Du traust dich in ein Yoga-Studio, um eine angeleitete Yoga-Stunde zu genießen. Und du bist nach der Lektüre bestens vorbereitet, um weitere Aspekte aus der Yoga-Philosophie anzunehmen.

Warum du Motivation brauchst

Tolle Bilder von Menschen in bewundernswerter Haltung vor einer Sonnenuntergangskulisse sind das Ergebnis, wenn wir an Yoga denken. Dass der Beginn, Yoga zu üben, aber anders aussieht, ist dir bestimmt klar. Das ist auch vollkommen in Ordnung: Es handelt sich um ein aufbauendes Training. Denn Yoga ist nicht nur „Wellness", sondern beansprucht den gesamten Körper von Kopf bis Fuß; und von innen nach außen.

Du wirst dir und deinem Körper Zeit geben müssen, um von den Übungen jene Wirkung zu erhalten, auf welche die altindischen Yogis schwören. Deine Sinne werden gefordert, du wirst aus der Komfortzone geworfen und traust dich, zum ersten Mal richtig durchzuatmen. Du wirst dich an die Körperhaltungen herantasten wie ein verspieltes Kind. Manchmal über dich selbst lachen. Und schließlich kannst du nach ausreichender Übung zum Abbild strahlender Gesundheit werden.

Lohnt sich der Aufwand? Ich sage: Ja! Wäre Yoga nicht lohnenswert, würde es nicht von Jahr zu Jahr immer mehr Menschen begeistern. Die positiven Auswirkungen lassen sich wissenschaftlich nachweisen und werden auch zu Therapiezwecken eingesetzt.

Was steckt also hinter dem großen Konzept von Yoga? Verschaffe dir einen Überblick: durch Hineinlesen, Üben und Erleben. Vielleicht hast du im Yoga das effektivste Training für dich gefunden.

Was erwartet dich in diesem Buch?

Ich möchte dir in diesem Buch ein Werkzeug in die Hand geben, mit dem du Schritt für Schritt Yoga beginnen kannst. Erfahre dazu in Kapitel 2, welche Ursprünge sich hinter dem weltweiten Yoga-Trend verbergen. Schaue in das Folgekapitel 3, um dich mit den wichtigsten Begriffen bekannt zu machen.

Die Kapitel 4 und 5 bilden das Herzstück deiner Yoga-Einführung. Hier findest du die zentralen Übungsteile für Zuhause: Du erfährst, wie du dein Training aufbauen kannst (Kapitel 4) und suchst die passenden Übungspläne für dich aus (Kapitel 5). Die einzelnen Yoga-Haltungen kannst du hinten im Übungskatalog in Kapitel 9 jederzeit nachschlagen.

Wenn du mehr zur Wirkung von Yoga erfahren möchtest, informiere dich in Kapitel 6. Und hole dir im Anschluss in Kapitel 7 die essenziellen Tipps für Zuhause - rund um die Frage „Wie organisiere ich mein Yoga in der Praxis?". Solltest du auf den Geschmack kommen und an einer Yoga-Stunde in einem Studio teilnehmen wollen, erfährst du in Kapitel 8 die gängigsten Yoga-Angebote mit einer Kurzbeschreibung der Stile, die du ausprobieren könntest.

Du hast die Wahl, wie du dieses Buch liest. Verwende es als dein Workbook. Auch ein Querlesen rückwärts, vorwärts oder ein Überspringen ist erlaubt. Viel Spaß beim Entdecken!

Grundlagen statt Historiendrama

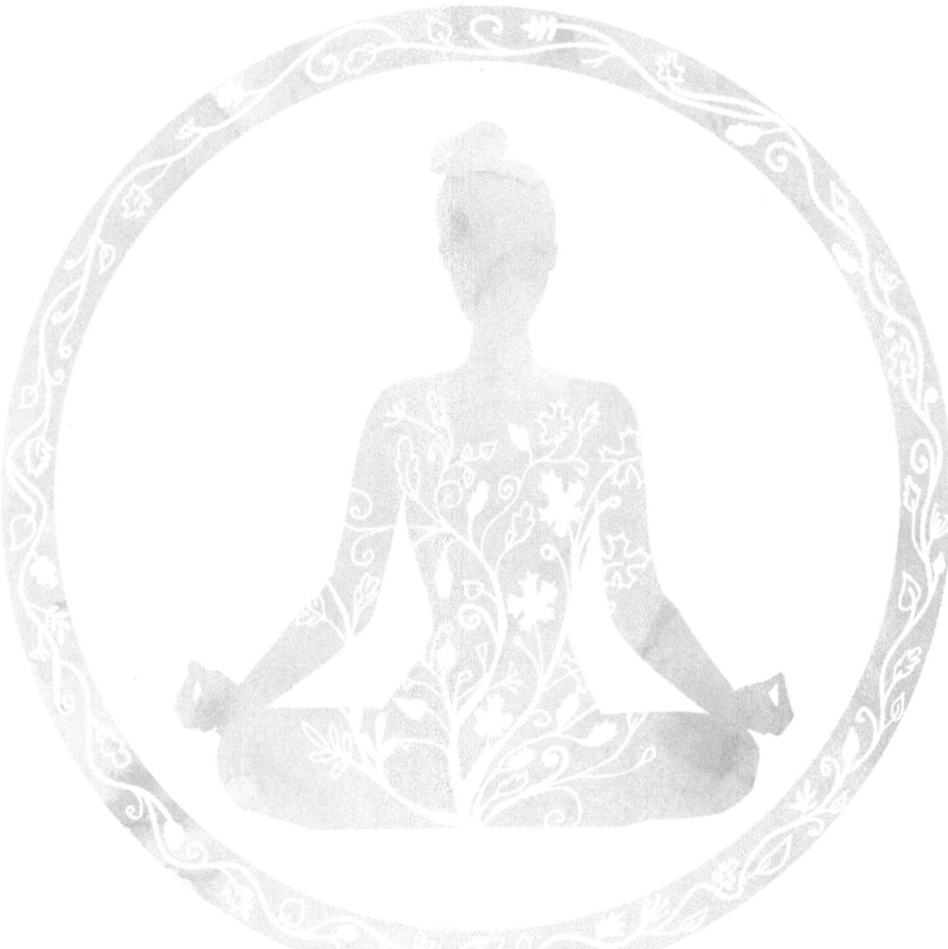

2

Wie schon erwähnt, geht die Lehre vom Yoga auf eine Jahrtausende alte Schriftsammlung zurück. Damit du einen groben Überblick zu Yoga als Tradition und Yoga als Philosophie bekommst: hier die notwendigsten Fakten und Grundprinzipien. Dieses Hintergrundwissen wirst du brauchen, um die Zusammenhänge im Körper zu erkennen und die Yoga-Praxis folglich auch richtig durchzuführen. Denn es ist ein riesiger Unterschied, ob ich denke: Das Glas ist halb leer – oder aber: Das Glas ist halb voll. Nur als bekanntestes Mini-Beispiel.

Ursprung und Geschichte

Die Ursprünge von Yoga lassen sich auf ungefähr 1500 vor Christus zurückverfolgen und liegen geschichtlich in Indien. In den ersten Überlieferungen über die sogenannten Veden (Sanskrit Quellenschriften) wird von Menschen in Yogapositionen gesprochen: heilige Männer, die Atemübungen machen und meditieren.

Historisch gesehen handelt es sich bei allen Yoga Überlieferungen um eine spirituelle Anleitung, die sich ab ca. 300 vor Christus einerseits in Richtung einer tiefen Glaubenseinstellung (beschrieben in der Bhagavad Gita) und andererseits in eine philosophisch-körperliche Richtung (Yoga Sutra) entwickelt hat. Die altindische Kultur besagte damals, dass der Mensch ein Reisender in seiner körperlichen Hülle wäre. Sinnbildlich glaubten die Menschen damals an die Vorstellung der Pferdekutsche: Dabei ist unser Körper der Wagen, der Kutscher entspricht unserem Verstand, die Pferde stellen unsere fünf Sinne dar und unsere Seele wird als Mitfahrender gesehen. Nur wer es schafft, die Pferde in Zaum zu halten und zusammenwirken zu lassen, schafft es auch, an ein Ziel zu gelangen.

In der heiligen Schrift, der Bhagavad Gita, wird philosophisch zu den Fragen des Lebens Stellung genommen. Diese ursprüngliche Quelle besagt, dass es sehr auf das Handeln – das Karma – ankommt, wie wir schließlich an unser Lebensziel ankommen. Hier wird beschrieben, wie wir handeln sollen, welche Konsequenzen unsere Handlungen haben und welche unsere Pflichten als Mensch sind. In der Bhagavad Gita wird uns erklärt, dass wir aus Liebe handeln. Das bedeutet, hier ist die spirituelle Haltung im Vordergrund.

Die zweite wichtige Quelle für dich als angehenden Yogi heißt Yoga Sutra. Der indische Gelehrte Patanjali hat um ca. 200 vor Christus alle bis dahin überlieferten Texte studiert, mündliche Überlieferungen der Brahmanen-Mönche gesammelt und daraus eine strukturierte Schrift auf die Beine gestellt: das Yoga Sutra. Dieser Quellentext wird seit jeher als die große Stütze in der Yoga-Welt herangezogen. Patanjali hat sich die Mühe gemacht, eigene Lehrsätze zu entwickeln, die wir als Sutren kennen. Hier werden die Körperhaltungen und Übungen als Asanas beschrieben. Patanjalis Yoga Sutra überliefert uns den 8-gliedrigen Weg, der in weiterer Folge beschrieben wird. Die Sutren beschreiben auch Situationen, in denen wir scheitern können und gibt Anleitungen dazu, wie wir die Hindernisse überwinden.

In weiterer geschichtlicher Abfolge hat sich aus dem Yoga Sutra ab dem 14. Jahrhundert eine moderne Entwicklung zugetragen, die wir bis heute nach wie vor und überall vorfinden: das Hatha Yoga. Die Hauptüberlieferung heißt Hatha Yoga Pradipika. Verantwortlich für diesen Yogatext ist der Gelehrte Svatmarama, der sich mit den Auswirkungen der Körperübungen auseinandergesetzt hat. Sein Pradipika beschreibt die Körperlichkeit als den Ort, an dem Reinigung passiert. Im Pradipika heißt es in weiterer Folge, dass wir erst durch die Reinigung zur spirituellen Entwicklung kommen können. Asketische Ansätze von Yoga mit ihrer Disziplin und Ethik wurden von Svatmarama in den Hintergrund gerückt. Er hebt jedoch den kraftvollen Körpereinsatz mit den überlieferten Reinigungstechniken besonders hervor. Dieses Buch setzt hauptsächlich an der Hatha Yoga Pradipika an, wobei auch Teile des Yoga Sutra als Grundbaustein in die Ausführungen einfließen.

Zusammenfassend lässt sich sagen, dass Yoga als Philosophie uns Menschen lehrt, wie wir am Ende unseres Weges den Zustand des Glücks, der Erleuchtung, erreichen. Zu diesem Ziel gelangen wir nach der traditionellen Lehre dadurch, dass wir die acht Stationen auf dem Weg dorthin erfüllen. Diese 8 Stationen lauten:

1. Haltung nach außen (Gewaltlosigkeit, Wahrheit) -> Yamas
2. Haltung nach innen (Zufriedenheit, Reinheit) -> Niyamas
3. Körperhaltung -> Asana
4. Atemregulierung -> Pranayama
5. Rückzug der Sinne -> Pratyahara
6. Fokus des Geistes -> Dharana
7. Meditation -> Dhyana
8. Glückseligkeit -> Samadhi

Geisteshaltung und Energiezentren

Yoga wurde ursprünglich als eine spirituelle Niederschrift konzipiert, mit Hinweisen zum optimalen Lebensweg. Bei manchen traditionellen Yoga-Stilen wird die Auslegung der Schriften nach wie vor sehr hochgehalten. Das bedeutet, dass Yoga grundsätzlich ein gesamter Lebensstil sein kann und uns viel Input bietet, wie wir durch die Integration von Körper, Geist und unserem Tun zu glücklichen Menschen werden: in friedvoller Verbundenheit mit anderen Lebewesen und der Natur.

Yoga als Lebensstil verlangt uns die Einkehr zu uns selbst ab, die wir wiederum über die Reinigung des Körpers (Asana, Pranayama), über Meditation bis hin zu unserem integrativen Handeln (z. B. vegetarische Ernährung) erreichen können. In Abbildungen wird der ursprüngliche 8-gliedrige Weg häufig als eine Art Lebensbaum dargestellt. Eine modernere Auslegung der Yoga-Lehre fasst diesen Pfad in vier Prinzipien zusammen: Das sogenannte BERN-Konzept.

Yoga = **B**ehaviour + **E**xercise + **R**elaxation + **N**utrition

In der Yoga-Lehre spricht man des Weiteren von Chakren, den Energiezentren im menschlichen Körper. Laut Yoga gibt es sieben Zentren, die für unterschiedliche Körperregionen zuständig sind und in Einklang gebracht werden können und auch sollen. Eine genaue Aufschlüsselung mit der Bedeutung der Energiezentren kannst du nachlesen, beispielsweise unter https://www.chakren.net/chakrenlehre/7-chakren.

Da die Arbeit mit Chakren in der Yoga-Praxis ein tieferes Verständnis für die Philosophie von Yoga voraussetzt, wird hier nicht weiter darauf eingegangen. Chakren-Arbeit sehe ich als fortgeschrittene Yoga-Technik an. Du sollst nur einmal davon gehört haben, für den Fall, dass in einer Yoga-Stunde von einem Chakra gesprochen wird: Damit ist ein bestimmtes Energiezentrum gemeint.

Übungen sind Asanas: Ist mir das zu esoterisch?

Da ich dir in diesem Buch erste Einblicke in die yogische Körperarbeit mithilfe von Asanas, den Yoga-Übungen, zeigen möchte, mach dich hier mit den wichtigsten Grundprinzipien vertraut. Du wirst sie benötigen, um die Körperübungen effektiv und kontusionsfrei auszuführen.

Der Körper wird lang: Grundsätzlich will jede körperliche Form von Yoga dir und deiner Wirbelsäule abverlangen, sich in die Länge zu ziehen. Du sollst dich immer aus einer Übung heraus groß und lang machen. Versuche also in Sitz- und Stehpositionen, deinen Kopf wie an einer Schnur gedanklich bis zur Decke zu erheben: Nacken strecken, Kinn ein Stück absenken. Du wirst merken, wie deine Wirbelsäule automatisch länger wird, du dich deutlich aufrichtest und in die Höhe wächst.

Haltepositionen: Übungen wie beispielsweise der Baum oder der Stuhl sind sehr effektiv, wenn du imstande bist, diese länger durchzuhalten. Eine Faustregel lautet: Halte, solange du kannst, – wenn du glaubst, es geht nicht mehr, verweile für weitere zwei bis drei Atemzüge und verlasse dann die Asana möglichst sanft. Das ist echte Power.

Fußarbeit: Bei Übungen im Stand wie beispielsweise dem Krieger müssen deine Füße in gegrätschter Position auch aktive Mitarbeit leisten. Stell dir vor, deine Füße werden durch Magneten zueinander gezogen. Du erreichst dadurch mehr Streckung in den Beinen und sorgst für Stabilität und Kräftigung in einem.

Handarbeit: Yoga bringt dich in unterschiedliche Lagen. Oftmals auch in Positionen, bei denen du dich auf deine Hände stützen musst. Hierbei gilt es, dein Gewicht auf die gesamte Handfläche und alle Finger möglichst gleichmäßig zu verteilen. Die Hände nehmen zu diesem Zweck eine Fächerform an: gespreizte und gestreckte Finger, starker Handballen.

Schultern weg von den Ohren: Du ziehst deine Schultern nach hinten unten, öffnest deine Brust und schaffst Platz für deinen langen Hals. Nicht nur die Schulterblattfixatoren werden kräftiger, deine Halswirbelsäule profitiert ebenfalls davon.

Den Atem fließen lassen: Alle Übungen werden zusammen mit dem Ein- und Ausatmen durchgeführt. Es ist wichtig, dass du beim Starten die Luft nicht unnötig anhältst. Besser ist es, fest auszuatmen, um wieder vollständig Luft holen zu können. Denke bei jeder Körperübung: weiteratmen. Kontrolliere dich selbst.

Hat dich erst einmal das körperliche Training mit Asanas gepackt, kannst du dich weiter mit der Yoga-Philosophie beschäftigen. Diese ist sehr lehrreich, erfordert aber aus meiner Sicht schon erste Erfahrungen mit dem eigenen Körper und den Reaktionen. Die gesamte yogische Lebensweise möchte ich dir durchaus empfehlen. Aber sie ist vorerst kein Muss: Lass uns mit den Basics starten.

Ein paar Fachvokabeln statt langer Indien-Reise

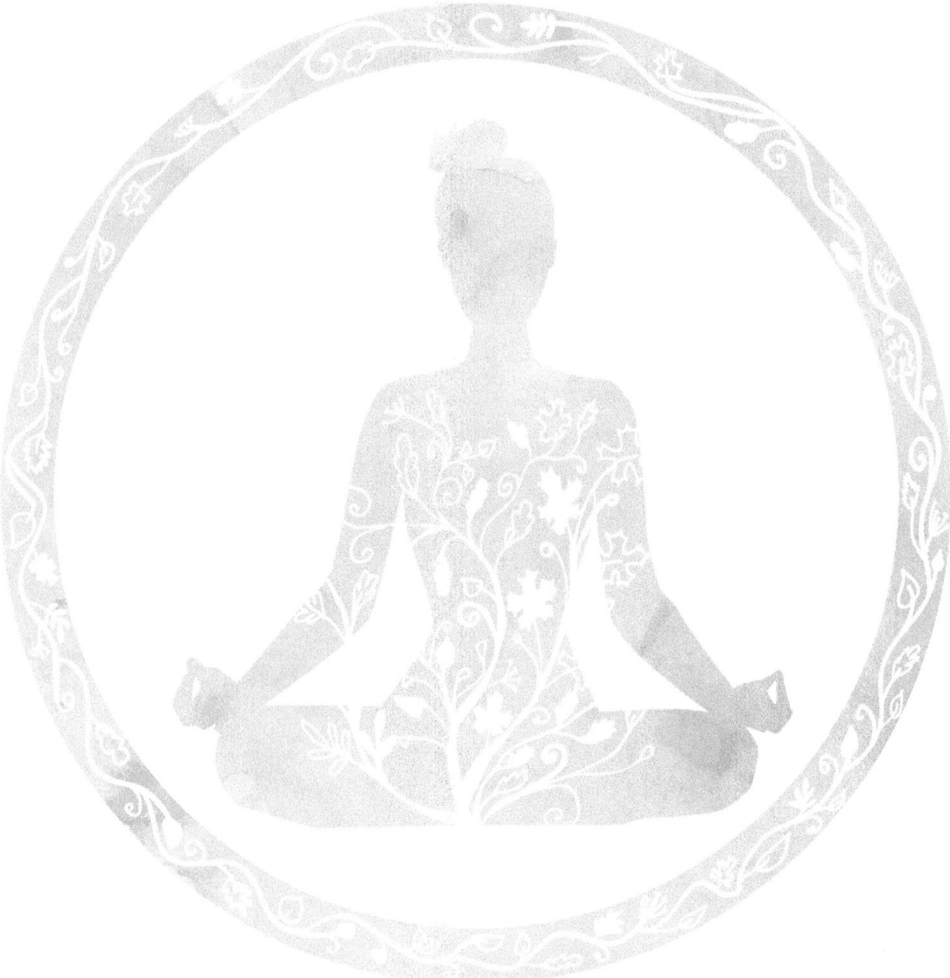

3

Da du dich mithilfe dieser Anleitung mit der körperlichen Arbeit von Yoga vertraut machst, sind ein paar wenige Fachbegriffe notwendig. Sie sind bewusst nicht alphabetisch geordnet, sondern in der **Reihenfolge, wie sie im Yoga-Unterricht vorkommen** können.

OM, Mantra und Namaste

Einstimmendes Tönen von Lauten

Eine klassisch körperliche Yoga-Stunde wird mit einem kurzen Gesang eingeleitet. Am häufigsten wird die Silbe OM einige Male vorgesungen: Die Yoga-SchülerInnen dürfen mittönen. Das Summen oder Anstimmen von Lauten erzeugt im Körper Schwingungen, die eine beruhigende und zentrierende Wirkung besitzen.

Wozu? Der Sinn von OM und anderen Leitsätzen - den sogenannten Mantras - liegt in der Begründung, dass man eine geistige Ausrichtung benötigt, um die äußere Welt einmal sein zu lassen und ganz bei sich anzukommen. Diese Gesänge dienen als Start und Einstimmung auf die Zeit, die du dir für die Yoga-Einheit nimmst. Am Ende der Yoga-Praxis wird meist nochmals OM angestimmt, um Dankbarkeit auszudrücken. Ein Namaste gesungen oder nur ausgesprochen bedeutet „Danke und auf Wiedersehen". Es lohnt sich, die Yoga-Gesänge in einer Gruppe mitzuerleben. Fortgeschrittene können sich selbst ein Mantra pro Stunde aussuchen, um sich eine Ausrichtung für den Tag vorzugeben.

Pranayama

Atemregulierung

Für Yoga wirst du vollständig durch die Nase ein- und durch die leicht geöffneten Lippen ausatmen lernen. Beginne im Sitzen - Schneidersitz oder Fersensitz - und atme ein paar Mal tief ein und aus. Dabei füllt sich der Brustkorb mit frischer Luft und fällt wie ein Blasebalg beim Ausatmen in sich zusammen. Beim Einatmen gehen die Rippen auseinander und schaffen Raum für Sauerstoff. Du atmest vollständig aus und saugst fest durch die Nasenflügel erneut Luft ein usw.

Wozu? Wenn du dich durch bewusstes und vollständiges Atmen in alle Yoga-Übungen begibst, sorgst du für Ausdauer in den Haltungen und bleibst geistig auch bei der Körperregion, die gekräftigt oder gedehnt wird. Versuche dich zuerst im Atmen, bevor du mit der ersten Körperübung startest.

Die Yoga-Lehre kennt unterschiedliche Atemtechniken. Sie bringen wirkungsvolle Benefits und erlauben dir, stärker in die Tiefe zu gehen. Ein häufig empfohlener Atem ist die Ujjayi-Atmung, die du dir nach Anleitung durch Anna Trökes gut aneignen kannst, siehe dazu das folgende Video https://www.yogaeasy.de/videos/anna-troekes-zum-thema-ujjayi-atmung

Da weitere Atemtechniken komplexer sind und eine persönliche Anleitung notwendig machen, wird in diesem Buch nicht weiter darauf eingegangen. Informiere dich bei Bedarf bei einer/m Yoga-LehrerIn. Zu den positiven Effekten der Atemtechnik zählen beispielsweise: Erzeugen von Wärme im Körper, Ankurbeln der Immun- und Selbstheilungskräfte, Aktivierung und Entspannung bis zur meditativen Wirkung im sogenannten Kriya Yoga.

Asana

Körperübung oder Körperhaltung

Nach der Einstimmung auf Yoga durch z.B. OM und dem Ankommen in einer regelmäßigen Atmung geht es mit dem Übungsteil der Yoga-Stunde los. Als Aufwärmprogramm wird klassisch der Sonnengruß absolviert. Wichtig für dich als Anfänger ist, dass du mit 2-3 gewählten Übungen beginnst und diese regelmäßig bis täglich durchführst. Mach dir einen Plan oder wähle aus den Vorschlägen mit fertigen Übungsplänen in Kapitel 5. Die Anleitung zu den Teilen deiner Yoga-Praxis findest du in Kapitel 4.

Wozu? Wer den eigenen Körper kennt und sich fit hält, nimmt sich selbst auch besser wahr. Yoga Asanas sind durchdachte Übungen, die dich stählern, dehnen und an die Grenzen bringen können. Die Yoga-Lehre spricht bei den Asana-Übungen von einer reinigenden Wirkung: mehr dazu siehe Kapitel 6.

Surya Namaskar

Sonnengruß

Der Sonnengruß ist eine kleine Abfolge von Bewegungen, die im körperbetonten Yoga häufig als Aufwärmsequenz für den gesamten Körper verwendet wird. Der Sonnengruß wird meistens sechs Mal pro Seite durchgeführt. Nimm dir zunächst drei Mal pro Seite vor, damit du die Übungsabfolge verinnerlichen kannst.

Wozu? Die Sonnengruß-Übungsabfolge soll den Körper an das Dehnen, Strecken und Beugen heranführen. Durch die Wiederholungen kommst du richtig in deinem Körper an: Du bekommst ein Gefühl dafür, wo sich die Körperteile im Raum befinden und vollführst ein Check-in nach dem Motto „Wie flexibel bin ich heute?" Wenn du die Atmung schon wie ein Meeresrauschen (**Ujjayi**) dazunehmen kannst, wirkt diese Sequenz wie ein Energieschub, der dich für die weiteren Positionen aufwärmt und darauf vorbereitet. Zur genauen Anleitung schlage den Sonnengruß Basic nach.

Shavasana

Tiefenentspannung

Entspannen nach Kräftigung und Dehnung gehört beim Yoga zum sportlichen Ritual. Du kannst direkt nach einer anstrengenden Körperhaltung in eine Entspannungshaltung gehen. Danach die neue Übung beginnen, wieder kurz entspannen. Zum Abschluss kommt aber eine längere Entspannungsphase ins Spiel: das Shavasana, ein tiefes Erholen im Liegen mit geschlossenen Augen.

Wozu? Das Prinzip der Anspannung und Entspannung trifft auch auf Yoga zu: Muskeln, Sehnen und Gelenke benötigen Erholungsphasen. Die Yoga-Lehre geht hier auf geistiger Ebene noch weiter: Wir üben Shavasana vor dem Hintergrund, nachzuspüren und können somit eine Verbindung zwischen Geist und Körper herstellen. Besonders essenziell ist die Tiefenentspannung, um zu regenerieren und die neuen Reize in deinen Körper zu integrieren. Je anstrengender die Yoga-Praxis, desto wichtiger die Entspannung. Wirst du eines Tages nach einem fordernden Asana-Teil in der Tiefenentspannung einnicken? Du darfst gespannt sein. Das kann durchaus passieren.

Yoga in Eigenregie: Welches Übungsprogramm gibt es?

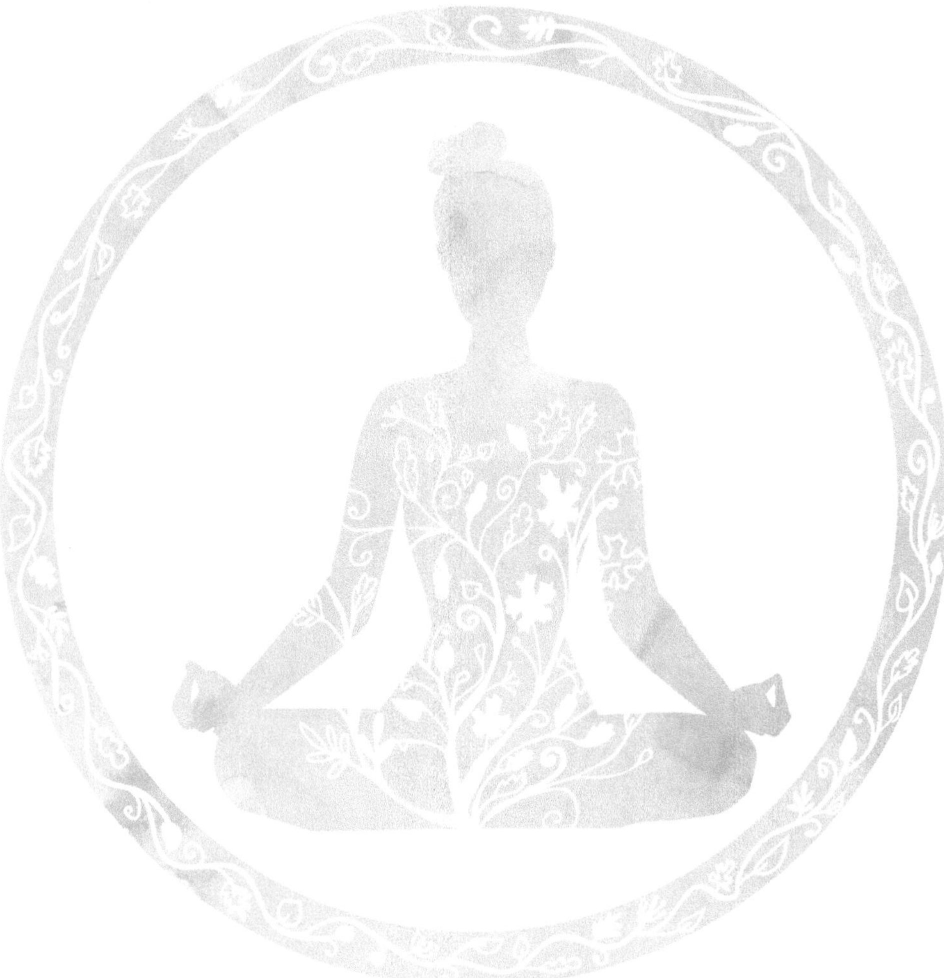

4

Übungsprogramme für Zuhause gibt es genügend in den unterschiedlichsten Sport-Büchern. Die Yoga-Asanas werden im körperlichen Yoga immer wieder anders aneinandergereiht, denn jeder Mensch braucht zu einem bestimmten Zeitpunkt in einer bestimmten Grundkonstellation ganz spezielle Reize. Ich möchte dich dazu anregen, deinen Körper zu beobachten, was ihm guttut und was nicht. Diese Wahrnehmungen können auch am nächsten Tag wieder anders aussehen. Du weißt für dich von Tag zu Tag am besten, wie du aktuell „drauf" bist.

Das Schöne an der Yoga-Praxis in Eigenregie ist die Tatsache, dass du zu jeder Grundkonstellation Yoga ausüben kannst. Egal, ob du dich schlapp fühlst, Rückenschmerzen hast oder eine Verkühlung im Anmarsch ist: Yoga geht immer! Und wenn es „nur" eine Viertelstunde Atemtechnik in sanfter Körperhaltung bedeutet. Irgendetwas kannst du immer tun. Dieses Wissen verschafft dir bereits eine positive Grundeinstellung und macht dich zu einer selbstinitiativen Person.

Umgekehrt kann Yoga auch sehr fordernd sein, wenn du körperlich fit bist. Die Intensität steuerst du über die Wahl der Übungen und mit dem Tempo, das du für dich wählst. Denke also daran, für die Yoga-Praxis „einzuchecken" - mit den Vorbereitungen durch OM, Pranayama und einer ruhigen Umgebung. Nach diesem Ausgangsszenario wird deine Übungssequenz auch erfolgreich.

Was erwartet mich?

Nimm dir für den Start die Atemregulierung in einer angenehmen Sitzposition vor. Und füge beispielsweise 3 Sonnengrüße pro Seite im Anschluss hinzu. Ziehe diese Routine an drei aufeinanderfolgenden Tagen strikt durch - und lass diese neue Erfahrung auf dich wirken. Verändert sich etwas im Körper oder an deiner Gemütslage? Wenn ja, mach weiter, ohne zu werten. Ab Tag 4 fühlst du dich vielleicht langsam wohl mit dem Sonnengruß, und du wirst womöglich schon weitergehen wollen. Suche dir dafür ein paar Asana-Übungen aus dem Übungskatalog und mache sie im Anschluss an den Sonnengruß. Du tastest dich somit an deine individuelle Yoga-Praxis heran.

Yoga lebt von Wiederholungen. Wer täglich Yoga betreibt, hat eine Lebensqualität, von der andere Menschen noch nicht einmal wissen, dass es sie gibt. Du bist den gestressten und orientierungslosen Personen damit voraus und tust aktiv etwas für dein Wohl und deine Ausrichtung. Bedanke dich bei dir für diesen Schritt. Und bleib bei der Sache! Du wirst von Mal zu Mal Steigerungen bemerken.

Yoga-Praxis = Aufwärmen + Körperarbeit + Entspannung + Meditation

Aufwärmen: Sonnengruß Basic in 10 Schritten

Wie eingangs erwähnt (Kapitel 2) gibt es bei Yoga eine Art Warm-up, das in Form einer immer gleichbleibenden Übungsabfolge durchgeführt wird.

Über den Sonnengruß lernst du bereits **fünf verschiedene Yoga Asanas**. Möchtest du Bilder der einzelnen Positionen sehen, schlage dazu im Übungskatalog den fett gedruckten Namen nach. Hier die Anleitung für den Sonnengruß Basic.

1. Du beginnst im Stehen und brauchst einen guten Meter Platz nach hinten. Du stehst aufrecht, machst dich groß und rollst vorbereitend deine Füße auf die Zehen und die Fersen. Du platzierst den ganzen Fuß auf der Matte (am Boden oder Teppich), sodass die ganze Sohle möglichst ausgeglichen dein Gewicht trägt. Deine Füße geben dir einen festen Stand, die Zehen zeigen nach vorne. Du bist in der Berghaltung: **Tadasana**. Atme ein und strecke dich und deine Arme hoch zur Decke, Blick nach oben.

2. Atme aus: Beuge deine Knie leicht an, lass die Arme vor den Körper sinken und rolle die Wirbelsäule von Kopf bis zum Steißbein hinunter. Der Kopf darf locker nach unten hängen. Die Beine streben danach, durchzustrecken. Der Oberkörper möchte nahe an die Oberschenkel herankommen. Lass den Oberkörper sinken. **Uttanasana**

3. Greife mit beiden Händen in weiter Fächerposition der Finger zu Boden und mache die flachen Hände zum Abstützen bereit. Beuge deine Knie an, bis du dich gut auf die Hände stützen kannst. Atme ein.

4. Steige dann mit dem rechten Bein weit nach hinten: Der Vorderfuß stützt in den Boden, die Ferse bleibt in der Luft. Atme aus. Merke dir dein führendes Bein (du wirst beim nächsten Durchgang mit dem anderen Bein starten). Fädle dein zweites Bein unter dem Körper nach hinten durch und stelle den

linken Fuß zum rechten dazu. Atme ein.

5. Stütze dich in deine gestreckten Arme und hebe dein Gesäß zu einem Dach nach oben. Die Beine versuchen zu strecken. Atme aus. Gratulation: Du bist im **Herabschauenden Hund.**

6. Es geht weiter: Richte den Oberkörper beinahe parallel zum Boden aus, dein Gesäß hängt nicht durch, aber es bildet auch kein Dach mehr. Atme ein. Richte deine Arme aus, sodass die Ellenbogen nach hinten zeigen, die Finger nach vorne. Du bist nun in der Liegestützposition. Dein Körper ähnelt einem langen **Brett**. Atme aus. Wenn du die Fersen dabei ganz nach hinten unten schiebst, schaffst du eine Wadendehnung – dosiere selbst.

7. Atme ein: Du legst deine Knie ab, hebst die Füße und positionierst sie mit dem Rist nach unten zu einem ruhenden Ballettfuß. Wie eine Schlange vollziehst du eine Körperwelle: Dein Gewicht wird dabei von den Knien zurück auf die Hände verlagert. Atme aus. Dein Gesäß ist der höchste Punkt, der Rücken darf jetzt in ein geführtes Hohlkreuz kommen. Deine Nase und der Oberkörper ziehen nahe am Boden entlang, die Arme halten dich. Du streckst dabei die Beine durch und legst den Körper zwischen deinen Händen ab. Atme ein. Hebe deinen Kopf, die Brustwirbelsäule und Schultern weg vom Boden; die Hände stützen dich. Du bist in der **Kobra**.

8. Stütze dich fest in deine Handflächen, stelle die Füße auf die Zehen und den Vorderfuß und erhebe dich in den **Herabschauenden Hund**. Atme aus. Das Gesäß ist der höchste Punkt, du stützt dich gleichermaßen stark auf Hände und Füße, verteile dazu dein Gewicht. Dein Rücken ist nicht rund, sondern gestreckt: Ziehe den Nabel ein. Die Beine versuchen zu strecken, die Fersen tendieren in Richtung Boden. Deine Arme lassen dem Schulterbereich Platz und der Nacken darf lockerlassen. Möchtest du dir in dieser Position Zeit nehmen? Bleibe für zwei Atemzüge länger oder mache gleich weiter.

9. Du bringst dein Gewicht stärker auf deine Hände und den linken Fuß. Du machst das rechte Bein startklar und hebst es mit der Ferse möglichst gestreckt in Richtung Decke. Atme ein. Das Bein ist lang und wird danach gleich wieder kurz. Du beugst dein rechtes Knie und führst Knie samt Oberschenkel nah zu deinem Oberkörper heran. Dabei stehst du weiterhin auf deinen drei Punkten –

rechte Hand, linke Hand, linkes Bein. Führe dein rechtes Bein wie zu Beginn zwischen deine Hände zurück. Atme aus. Du landest sanft auf dem gebeugten rechten Bein. Dein linkes Bein ist weit hinter dir. Hole den linken Fuß zum rechten dazu. Deine Beine versuchen zu strecken, dein Gesäß ist der höchste Punkt, der Oberkörper nahe an den Oberschenkeln und der Kopf hängt locker nach unten. **Uttanasana**

10. Atme ein. Hebe deinen Oberkörper und finde zurück in den Stand. Die Hände öffnen, beschreiben entlang der Seiten einen Kreis und treffen sich gestreckt über deinem Kopf. Atme aus und führe deine Hände vor die Brust. **Tadasana**

Hiermit hast du den Sonnengruß Basic für die rechte Körperseite geschafft. Wiederhole alles, mit dem linken Bein als führender Seite ab Punkt 4. Das führende Bein leitet den weiten Ausfallschritt ein und führt auch das Zurückkommen in den Stand in Punkt 9 an.

Der Sonnengruß wird üblicherweise **drei oder sechs Mal pro Seite** praktiziert, sodass du insgesamt 12 Mal in die Ausgangsposition kommst. Er ist entweder ein Aufwärmprogramm oder – gerade für Neueinsteiger - ein fantastischer Start in den Tag. Der Sonnengruß kann flott durchgeführt werden und wirkt wie ein Energieschub. Hast du vor, Yoga am Abend zu machen, lass den Sonnengruß besser weg (nicht vor dem Schlafengehen).

Die Atmung ist ein integraler Teil der Übung. Der Sonnengruß wird mit der Atmung synchronisiert. Versuche, das Ein- und Ausatmen aus der Beschreibung einzustudieren. Dabei gilt: Bewegung vor Atem. Übe also zuerst die Bewegungsabfolge ein und synchronisiere dann deine Atmung dazu.

Solltest du gefühlt mehr Luft benötigen, baue ein paar Atemzüge dazwischen ein. Besser den Atem fließen lassen als die Luft anhalten! Konzentriere dich zunächst auf die Übungsabfolge, – die Atemtechnik nimm ab dem zweiten oder dritten Mal Sonnengruß dazu. Es ist normal, dass nicht sofort alles zu 100 Prozent funktioniert. Arbeite mit der Prämisse: Ich lerne jedes Mal dazu.

Ich wünsche dir, dass auch du eines Tages in einen Flow-Zustand beim Sonnengruß kommst, und durch dein aktives Atmen in ein Meeresrauschen eingehüllt wirst. Diese Wirkung bringt dir zusätzlich zur körperlichen Fitness auch innere Ruhe und Gelassenheit. Yoga ist schließlich auch etwas für die innere

Balance.

Körperarbeit

Für den Start nimm dir 2-3 Übungen aus dem Übungskatalog (Kapitel 9) vor. Du bist jetzt nach dem Sonnengruß aufgewärmt und kannst dich bedenkenlos weiter fordern. Mache deine erste Übung, halte sie ein paar Atemzügen lang durch und nimm dir im Anschluss Zeit, der Asana nachzuspüren. Setze dich dazu auf deine Fersen und schließe die Augen. Welche Übung hast du gelernt? Wie lautet der Name und was bewirkt sie? Gehe das Gelesene aus dem Übungskatalog in Gedanken durch.

Optional möchten wir dir natürlich auch weitere Übungssequenzen vorstellen, die du für die Körperarbeit einlernen kannst. Die Anleitung dazu findest du im Folgekapitel 5. Mit diesen vorgefertigten Übungssequenzen hast du einen abgerundeten **Übungsplan** für deine Yoga-Praxis. Solltest du langsamer starten wollen, gehe einen Schritt zurück und definiere für dich 2-3 Übungen für den Tag.

Entspannung

Jedes Yoga-Training wird durch eine abschließende tiefe Entspannungs-Phase abgerundet. Du solltest Entspannung nicht unterschätzen und sie dir auch zeitlich ins Programm dazu holen. Schließlich soll dein Körper aus der Kräftigungs- und Dehnungssequenz (Asana) profitieren und die neu gelernten Details sowie neuen Reize auch in ihrer Gesamtheit in deinen Körper integrieren können. Daher übe am Ende Shavasana.

Die Tiefenentspannung wird im Liegen durchgeführt. Lege dir eine Decke bereit, damit dein Körper nicht sofort auskühlt. Schließe deine Augen und lasse jede Faser deines Körpers entspannen. Sinke schwer in die Matte und atme ruhig und entspannt.

Meditation

Je nach Yoga-Stil bekommt die Meditation über ein wiederholtes Mantrasingen einen gewissen Stellenwert. Meditation kann man nicht aus dem Stegreif beherrschen; sie bedarf einer guten Anleitung. Im Grunde erreichst du nach deinem Asana Training und der Shavasana Entspannung eine Vorbereitung für den Zustand der Meditation. In diesem Buch präsentiere ich dir jedoch den Start in die Yoga-Praxis primär über die Körperarbeit. Auf das große Thema Meditation wird hier nicht weiter eingegangen.

Hier nur der Hinweis, welche positiven Auswirkungen die regelmäßige Meditation haben kann:

- reduziert Stressempfinden und fördert Stressbewältigung,
- verbessert die Selbstwahrnehmung und Selbstregulation,
- reguliert die Emotionen: verbessert den Umgang mit Schmerzen, Ängsten, Depression.

Übungsplan: Körperarbeit im Flow

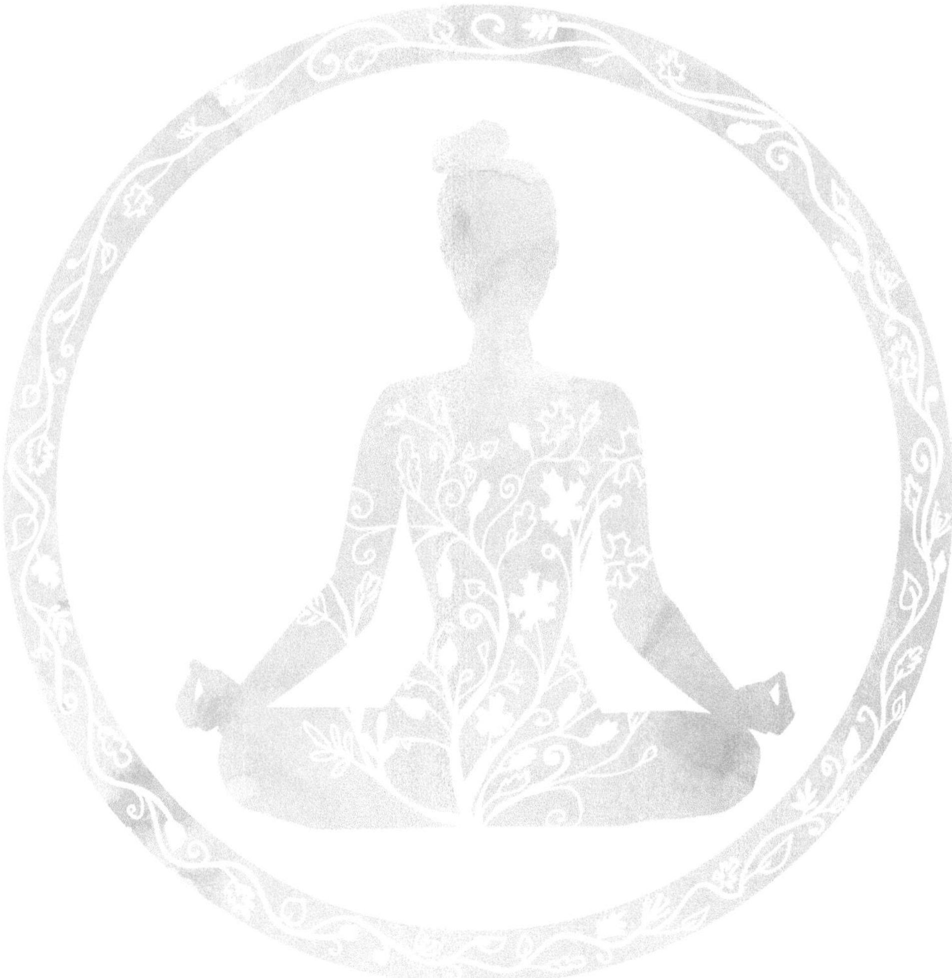

5

Die folgenden Yoga-Übungspläne kannst du gut Zuhause üben. Sie sind für alle Level von Anfänger bis Fortgeschrittene möglich. Arbeite mit dem Übungskatalog und wähle jene Variante der Übung, die für dich passt. Als NeueinsteigerIn beginne bei der Grundübung.

Da jeder Mensch ein Individuum ist, sind Zeitangaben für die vorgeschlagenen Übungen kaum möglich. Probiere sie aus und variiere in Tempo und Dynamik, je nach Tagesverfassung. Grundsätzlich kann langsam ausgeführtes Yoga auch sehr fordernd sein.

Höre auf deinen Körper und passe die Sequenzen an deinen Tagesrhythmus und dein Fitnesslevel an. Wichtig ist, dass du es dir zur Gewohnheit machst, regelmäßig Yoga zu praktizieren. Hier ein paar Übungspläne, geordnet nach Tageszeit und Wirkung. Viel Freude mit den Übungen auf deiner Yoga-Matte!

Morgens

Anregende Morgensequenz

Dieser Übungsplan hilft dir, energiegeladen in den Tag zu starten. Du kannst ihn in 15 Minuten vor der Arbeit durchüben. Wegen der anregenden Wirkung solltest du diese Sequenz nicht vor dem Schlafengehen praktizieren. Die ideale Kräftigung, um dich morgens auf den Tag vorzubereiten.

1. Starte im Stand in **Tadasana**, der Berghaltung. Atme tief und ruhig und erde dich bewusst.
2. Fließe dann in die stehende Vorbeuge, **Uttanasana**, und von dort in den Stuhl, Utkatasana, Wechsle beide Positionen 3–5 Mal ab.
3. Komm zurück in **Tadasana**.
4. Tritt nun in den **Krieger rechts**.
5. Fließe danach direkt in den **Krieger II**.
6. Wechsle von dort in die **Flankendehnung**, **Utthita Parsvakonasana**.

7. Komm von hier aus zum Abschluss des Flows auf der rechten Seite in das **Dreieck, Trikonasana**.

8. Komm zurück in **Tadasana** und wiederhole denselben Flow auf der linken Seite: **Krieger I, Krieger II, Flankendehnung, Dreieck**.

9. Beende mit **Tadasana** und spüre kurz nach.

10. Gleite nun hinunter in die stehende Vorbeuge, **Uttanasana** und tritt von dort direkt zurück in den **Herabschauenden Hund, Adho Mukha Svanasana**.

11. Verweile für einige Atemzüge im **herabschauenden Hund** und wechsle dann in **Chaturanga Dandasana, das Brett**.

12. Von dort fließe direkt in die **Kobra Bhujangasana**

13. Komm zurück in den **Herabschauenden Hund**.

14. Lege nun deine Knie auf der Matte ab, so dass du im Vierfüßlerstand landest und wechsle dann einige Male zwischen **Katze und Kuh** hin und her.

15. Entspanne danach für einige tiefe Atemzüge im **Kind, Balasana**.

16. Schließe die Sequenz mit der **Schlussentspannung, Shavasana** ab.

    Challenge: Wenn du mehr tun möchtest, setze nach Punkt 14 (ab **Katze und Kuh**) die folgenden Übungen hinzu:

17. Komm in den **Vierfüßlerstand** und übe von hier den **Seitstütz, Vashishtasana** auf beiden Seiten.

18. Wechsle danach **Katze und Kuh** noch einige Male ab.

19. Setze dich nun auf in den **Fersensitz**. Du kannst hier optional eine Atemübung, z. B. die **Wechselatmung** ausführen.

20. Komm nun in das **Kamel, Ustrasana**.

21. Entspanne danach für einige tiefe Atemzüge im **Kind, Balasana**.

22. Übe nun noch wahlweise die **Heuschrecke**, **Shalabhasana**, den **Bogen**, **Dhanurasana**, oder das Rad, **Chakrasana**.

23. Entspanne dich dann noch einmal für einen Moment im **Kind**.

24. Komm von hier in **Rückenlage** und übe die **Schulterbrücke, Setu Bandha Sarvangasana**.

25. Schließe nun die Sequenz mit der **Schlussentspannung, Shavasana** ab.

Rücken & Schultern Flow

Dieser Flow hilft dir, Verspannungen und Schmerzen in Rücken und Schultern zu lösen und neuen Beschwerden vorzubeugen. Er öffnet den Brustkorb und unterstützt so eine tiefe Atmung und wirkt sich positiv auf deine Emotionen, deinen Geist und deine Stimmung aus.

1. Starte in **Tadasana**, der **Berghaltung**.

2. Wechsle dann 3–5 Mal dynamisch zwischen der **stehenden Vorbeuge**, **Uttanasana**, und dem **Stuhl, Utkatasana**.

3. Komm wieder in den **aufrechten Stand, Tadasana**.

4. Starte von hier den Flow mit dem **Krieger I** auf der **rechten Seite**.

5. Setze dein hinteres Knie auf der Matte ab und komm in den **Halbmond**, **Anjaneyasana**.

6. Komm wieder hoch in den **Krieger I** und von dort in den **Krieger II**.

7. Fließe nun hinunter in die **Flankendehnung**, **Utthita Parsvakonasana** und schließe den Flow mit dem **Dreieck**, **Trikonasana**.

8. Tritt zurück in die **Berghaltung**, **Tadasana**, und wiederhole denselben Flow auf der linken Seite: **Krieger I, Krieger II, Flankendehnung, Dreieck.**
9. Von dort kommst du wieder in **Tadasana** an.
10. Gleite hinunter in die stehende **Vorbeuge**, **Uttanasana**.
11. Tritt zurück in den **herabschauenden Hund**, **Adho Mukha Svanasana**.
12. Rolle von hier aus vor in die **Brettposition**, **Chaturanga Dandasana**.
13. Lege dich nun ab und komm entweder in die **Kobra**, **Bhujangasana** oder den **heraufschauenden Hund**, **Urdhva Mukha Svanasana**.
14. Wechsle 3–5 Mal dynamisch zwischen **Bauchlage** und **Kobra** oder dem **heraufschauenden Hund** hin und her.
15. Schiebe dich von hier wieder in den **herabschauenden Hund**.
16. Senke die Knie auf die Matte ab und wechsle ein paar Mal zwischen **Katze** und **Kuh**.
17. Setze dich zurück in den **Fersensitz** und übe hier die **Adlerarme**, **halber Garudasana**, auf der **rechten** und dann auf der **linken Seite**.
18. Entspanne für ein paar Atemzüge im **Kind**, **Balasana**.
19. Rolle dich nun noch einmal auf in den **Vierfüßlerstand** und wechsle erneut zwischen **Katze und Kuh** hin und her.
20. Komm dann in **Bauchlage** und in die **Heuschrecke**, **Shalabhasana**. Übe diese dynamisch, indem du die Arme und Beine 5–10 Mal hebst und senkst.
21. Komm dann wieder in den **Vierfüßlerstand** für eine letzte Sequenz aus **Katze und Kuh**.

22. Setz dich zurück in den **Fersensitz** und von dort in den **Schmetterling, Bhadrasana**.
23. Rolle oder drehe dich auf den Rücken und komm ins **Päckchen, Apanasana**.
24. Entspanne dich dort und sammle Kraft für das **Boot, Navasana**.
25. Lege dich nun auf den Rücken für die **Schulterbrücke, Setu Bandha Sarvangasana**.
26. Danach kannst du direkt in die **Schlussentspannung, Shavasana**, gleiten.

Tagsüber

Herzöffnender Flow

Der herzöffnende Flow wirkt ganz wunderbar bei Problemen in Brust, Nacken und Schulterbereich. Darüber hinaus hilft er bei depressiven Verstimmungen und kann Ängste und Anspannungen lösen. Da dieser Flow mit seinen Rückbeugen eher anregend wirkt, solltest du ihn nicht vor dem Schlafengehen üben.

1. Starte in der Berghaltung, Tadasana.
2. Wechsle dann 3–5 Mal zwischen Tadasana und der stehenden Vorbeuge, Uttanasana, ab.
3. Komm zurück in Tadasana und tritt von hier in den Krieger I auf der rechten Seite.
4. Setze nun das hintere Knie auf die Matte und komm in den Halbmond, Anjaneyasana.
5. Tritt zurück in Tadasana und wiederhole dann Krieger I und Halbmond auf der linken Seite.
6. Ende den Flow wieder in der Berghaltung, Tadasana und spüre für einige Atemzüge nach.
7. Gleite nun hinunter in die stehende Vorbeuge, Uttanasana.
8. Tritt von hier in den herabschauenden Hund.

9. Rolle dann nach vorne in die Brettposition, Chaturanga Dandasana.

10. Lege dich nun lang auf deiner Matte ab und komm in die Kobra, Bhujangasana, oder den heraufschauenden Hund, Urdhva Mukha Svanasana.

11. Wechsle 3–5 Mal dynamisch zwischen der Position deiner Wahl und der Bauchlage ab.

12. Schiebe dich von hier zurück in den herabschauenden Hund.

13. Komm mit den Knien auf die Matte und wechsle ein paar Mal zwischen Katze und Kuh ab.

14. Dann übe die Variation der Katze, in der du die jeweils gegenüberliegenden Arme und Beine streckst und unter dem Bauch zusammen ziehst 3–5 Mal pro Seite.

15. Probiere danach die Variation der Kuh, in der du deinen Fuß hinter dem Rücken greifst, wechsle auch die Seite.

16. Komm zurück in den Vierfüßlerstand und übe von hier aus den Seitstütz, Vashishtasana, auf beiden Seiten.

17. Wechsle dann noch einmal dynamisch zwischen Katze und Kuh.

18. Setze dich dann zurück in den Fersensitz und von dort in den Schmetterling, Bhadrasana.

19. Komm danach in Rückenlage und in den Fisch, Matsyasana.

20. Entspanne dann für einige Atemzüge im Päckchen, Apanasana.

21. Übe zum Abschluss noch die Schulterbrücke, Setu Bandha Sarvangasana.

22. Strecke dich von dort direkt lang aus und gleite in Shavasana, die Schlussentspannung.

Kraftvoller Flow

Dieser energiegeladene und herausfordernde Flow bringt dich ins Schwitzen und hilft dir, Kraft und Ausdauer aufzubauen. Wegen seiner anregenden Wirkung solltest du ihn nicht vor dem Schlafengehen praktizieren. Wenn du einen tieferen Effekt erzeugen möchtest, hänge entweder den Anti Stress Flow oder die beruhigende Abendsequenz im Anschluss daran an.

1. Starte in der Berghaltung, Tadasana.
2. Wechsle nun 3–5 Mal dynamisch zwischen der stehenden Vorbeuge, Uttanasana, und dem Stuhl, Utkatasana.
3. Komm zurück in die Berghaltung und tritt von dort zurück in den Krieger I auf der rechten Seite.
4. Lege nun das hintere Knie auf der Matte ab für den Halbmond, Anjaneyasana.
5. Tritt zurück in die Berghaltung, Tadasana, und wechsel 3–5 Mal dynamisch zwischen Tadasana und der stehenden Vorbeuge, Uttanasana.
6. Komm dann in den Krieger II auf der rechten Seite.
7. Fließe von dort hinunter in die Flankendehnung, Utthita Parsvakonasana.
8. Dann komm zum Abschluss des Flows in das Dreieck, Trikonasana.
9. Tritt nun wieder zurück in die Berghaltung, Tadasana und wechsle 3–5 Mal dynamisch zwischen Berghaltung und stehender Vorbeuge.
10. Wiederhole dann den gesamten Flow auf der linken Seite: Krieger I, Halbmond, Tadasana und Vorbeuge dynamisch, Krieger II, Flankendehnung, Dreieck.
11. Beende den Flow in Tadasana und spüre für einige Atemzüge nach.
12. Übe nun den Krieger III auf beiden Seiten.

13. Komm zurück in Tadasana und fließe noch einmal 3–5 Mal dynamisch zwischen der Berghaltung und der stehenden Vorbeuge hin und her.

14. Übe nun den Tänzer, Natarajasana, auf beiden Seiten.

15. Wechsle wieder 3–5 Mal dynamisch zwischen Tadasana und stehender Vorbeuge und bleibe dann für einige Atemzüge in Tadasana. Spüre nach.

16. Tritt nun zurück in den herabschauenden Hund.

17. Roll nach vorne in die Brettposition, Chaturanga Dandasana.

18. Lege dich lang auf deiner Matte ab und komm entweder in die Kobra, Bhujangasana, oder den heraufschauenden Hund, Urdhva Mukha Svanasana.

19. Wechsle 3–5 Mal zwischen Bauchlage und Kobra oder heraufschauendem Hund.

20. Dann schiebe dich wieder hinauf in den herabschauenden Hund.

21. Lege von hier deine Knie auf der Matte ab und entspanne für einige Atemzüge im Kind, Balasana.

22. Rolle dich hoch in den Vierfüßlerstand und wechsle ein paar Mal zwischen Katze und Kuh hin und her.

23. Dann übe die Variation der Katze in der du die jeweils gegenüberliegenden Arme und Beine streckst und unter dem Bauch zusammen ziehst 3–5 Mal pro Seite.

24. Probiere danach auch die Variation der Kuh, in der du deinen Fuß hinter dem Rücken greifst, auf beiden Seiten.

25. Entspanne danach noch einmal für einige Atemzüge in der Kindsposition.

26. Setze dich nun zurück in den Fersensitz und von dort in den Schmetterling, Bhadrasana.

27. Rolle oder drehe dich von dort in Rückenlage und ins Päckchen, Apanasana.

28. Sammle Kraft für eine letzte Herausforderung: das Boot, Navasana.
29. Schließe dann mit einer Schulterbrücke, Setu Bandha Sarvangasana, ab.
30. Gleite von dort direkt in die Schlussentspannung, Shavasana.

Abends

Beruhigende Abendsequenz

Die Abendsequenz ist besonders gut geeignet, um nach einem herausfordernden Tag abzuschalten. Sie hilft dir, zu entspannen, und fördert einen gesunden Schlaf.

1. Starte im Kind, Balasana. Atme einige Male tief ein und aus und beruhige deinen Geist.
2. Setze dich von hier auf in den Schmetterling, Bhadrasana.
3. Starte nun einen sitzenden Flow mit der sitzenden Vorbeuge, Paschimottanasana.
4. Wechsle dann in die gegrätschte Variation von Paschimottanasana.
5. Und übe zum Schluss des sitzenden Flows die seitlich gebeugte Variation von Paschimottanasana auf beiden Seiten.
6. Komm von hier aus in den Vierfüßlerstand und wechsle einige Male zwischen Katze und Kuh.
7. Fließe nun in den herabschauenden, Hund Adho Mukha Svanasana.
8. Tritt von dort in die Berghaltung, Tadasana, und wechsle 3–5 Mal zwischen Berghaltung und stehender Vorbeuge, Uttanasana.
9. Schließe mit Tadasana ab und tritt dann zurück in die Pyramide, Parsvottanasana, rechts.
10. Fließe von hier in das Dreieck, Trikonasana, rechts und von dort zurück in Tadasana.

11. Übe nun die Pyramide und das Dreieck auf der linken Seite.

12. Tritt zurück in Tadasana und wechsle 3–5 Mal mit der stehenden Vorbeuge, Uttanasana, ab.

13. Wechsle dann aus der Vorbeuge in den herabschauenden Hund und fließe von hier ins Kind, Balasana. Entspanne dort für einige Atemzüge.

14. Setze dich nun auf in den Fersensitz und komme von dort in Rückenlage.

15. Falte dich zusammen zum Päckchen, Apanasana, und komm von dort in das Happy Baby, Ananda Balasana.

16. Komm zurück in Rückenlage und von hier in die Schulterbrücke, Setu Bandha Sarvangasana.

17. Entspanne dann für einige Atemzüge im Krokodil, Makrasana auf beiden Seiten.

18. Von dort kannst du direkt in die Schlussentspannung, Shavasana übergehen.

Challenge: Hänge diesen beruhigenden Übungsplan an eine kraftvolle Sequenz an. Du kreierst damit eine längere Yoga-Praxis mit anregenden und beruhigenden Elementen. Beispiel: Herzöffnender Flow + Abendsequenz oder kraftvoller Flow + Abendsequenz.

Hüftöffnender Flow

Die Hüfte ist ein besonders wichtiger Dreh- und Angelpunkt unseres Körpers. Gerade wenn du viel sitzt, hilft dir dieser hüftöffnende Flow, Anspannung und Blockaden im unteren Rücken zu lösen und Rückenschmerzen zu lindern oder vorzubeugen. Mit seinen vielen Vorbeugen und Drehungen ist er gut für die Abendstunden geeignet und fördert einen gesunden Schlaf. Er wirkt auch beruhigend und ausgleichend auf deinen Geist und die Emotionen.

1. Starte im Kind, Balasana. Atme tief und ruhig bis in den unteren Rücken.

2. Roll dich aus dem Kind direkt hinauf in den herabschauenden Hund, Adho Mukha Svanasana.

3. Nimm dort ein paar tiefe Atemzüge und übe dann die dreibeinige Variation des herabschauenden Hundes auf beiden Seiten.

4. Senke nun die Knie auf deine Matte ab, so dass du im Vierfüßlerstand landest und wechsle ein paar Mal zwischen Katze und Kuh ab.

5. Übe dann die Variation der Katze in der du die jeweils gegenüberliegenden Arme und Beine streckst und unter dem Bauch zusammen ziehst 3–5 Mal pro Seite.

6. Probiere nun auch die Variation der Kuh, in der du deinen Fuß hinter dem Rücken greifst, auf beiden Seiten.

7. Entspanne dich danach für ein paar Atemzüge in der Kindsposition, Balasana.

8. Rolle dich dann hinauf in den herabschauenden Hund und tritt von dort zuerst in die stehende Vorbeuge, Uttanasana, und komme von dort in Tadasana, die Berghaltung.

9. Starte nun in einen stehenden Flow mit dem Krieger I auf der rechten Seite.

10. Wechsle von dort in den Krieger II.

11. Fließe danach in die Flankendehnung, Utthita Parsvakonasana.
12. Schließe dann mit dem Dreieck, Trikonasana, ab.
13. Komm zurück in Tadasana und wechsle 3–5 Mal mit der stehenden Vorbeuge ab.
14. Wiederhole den Flow nun auf der linken Seite: Krieger I, Krieger II, Flankendehnung und Dreieck.
15. Ende den Flow in Tadasana und spüre für einige Atemzüge nach.
16. Tritt nun zurück in den herabschauenden Hund.
17. Fließe von hier in die Taube, Kapotasana, mit dem rechten Bein vorne.
18. Komm zurück in den herabschauenden Hund und von dort wieder in die Taube, diesmal mit dem linken Bein vorne.
19. Tritt von dort wieder zurück in den herabschauenden Hund.
20. Lege dann deine Knie auf der Matte ab und entspanne im Kind.
21. Rolle dich nun auf in den Vierfüßlerstand und wechsle ein paar Mal zwischen Katze und Kuh ab.
22. Setze dich dann zuerst in den Fersensitz und von dort in den Drehsitz, Ardha Matsyendrasana. Übe den Drehsitz auf beiden Seiten, links und rechts.
23. Entspanne dann im Schmetterling, Bhadrasana oder alternativ im liegenden Schmetterling, Supta Baddha Konasana.
24. Komm nun in Rückenlage und von dort in das Päckchen, Apanasana.
25. Von dort komme in das Krokodil, Makrasana.
26. Gönne dir nun zum Abschluss noch einige tiefe Atemzüge im Happy Baby, Ananda Balasana.

27. Lege von dort deine Beine und Arme ab und gleite direkt in die Schlussentspannung, Shavasana.

Anti Stress Flow

Dieser Flow eignet sich perfekt, um deinen Geist und deinen Körper nach einem anstrengenden Tag auszugleichen und zu harmonisieren. Am besten übst du diesen Flow vor dem Schlafengehen, denn er wirkt regenerativ und fördert einen gesunden Schlaf. Regelmäßig praktiziert hilft er dir, Stress und Stresssymptome abzubauen und deine Emotionen zu harmonisieren. Achte hierbei besonders auf eine langsame und achtsame Ausführung und eine tiefe und gleichmäßige Atmung.

1. Starte in der Kindsposition, Balasana.
2. Komm von hier aus in den Vierfüßlerstand und wechsle ein paar Mal zwischen Katze und Kuh.
3. Komm dann in die Bauchlage.
4. Richte dich von hier auf in die Kobra, Bhujangasana und wechsle 3–5 Mal zwischen Bauchlage und Kobra hin und her.
5. Beende die Bewegung in der Bauchlage und spüre hier für einige Atemzüge nach.
6. Richte dich dann auf in die Sphinx, Ardha Bhujangasana.
7. Lege dich von hier wieder lang auf deiner Matte ab und komm in die Heuschrecke, Shalabhasana.
8. Lege dich wieder in die Bauchlage ab und spüre noch einmal nach.
9. Rolle dich dann auf in das Kind.
10. Komm von hier in den Vierfüßlerstand und wechsle noch einmal zwischen Katze und Kuh.
11. Schiebe dich nun zurück in den herabschauenden Hund.
12. Tritt nach vorne und fließe 3–5 Mal dynamisch zwischen Tadasana, der Berghaltung, und der stehenden

Vorbeuge, Uttanasana, hin und her.

13. Übe nun den Baum, Vrikshasana, auf beiden Seiten.
14. Komm dann in die stehende Vorbeuge und von dort in den herabschauenden Hund, Adho Mukha Svanasana.
15. Lege dann deine Knie auf der Matte ab und entspanne für einige Atemzüge im Kind.
16. Setze dich von dort zurück in den Fersensitz und dann in den Drehsitz, Ardha Matsyendrasana. Übe diesen auf beiden Seiten.
17. Gönne dir dann die sitzende Vorbeuge, Paschimottanasana, und wenn du möchtest auch eine oder mehrere ihrer Variationen.
18. Komm von dort in Rückenlage und in das Päckchen, Apanasana.
19. Fließe dann direkt in das Happy Baby, Ananda Balasana.
20. Setze dann deine Füße auf der Matte ab für die Schulterbrücke, Setu Bandha Sarvangasana.
21. Strecke dich danach wieder in Rückenlage aus für die vorletzte Haltung des Flows: das Krokodil, Makrasana.
22. Entspanne anschließend in Shavasana, der Schlussentspannung.

Abschließende Bemerkungen: Natürlich kannst du die Übungspläne, die hier für tagsüber vorgesehen sind, ebenso in die Morgenstunden schieben. Und die Morgensequenzen auch in deinen Tag einbauen. Dagegen spricht nichts, – es bleibt deinem Geschmack überlassen. Die Übungssequenzen für den Abend jedoch eignen sich nicht für den Morgen (du wirst nur müde). Und umgekehrt: Die Morgensequenzen passen nicht zu den Abendstunden (du würdest schlechter einschlafen).

Einsatzbereiche für Yoga: Was bewirken die Übungen?

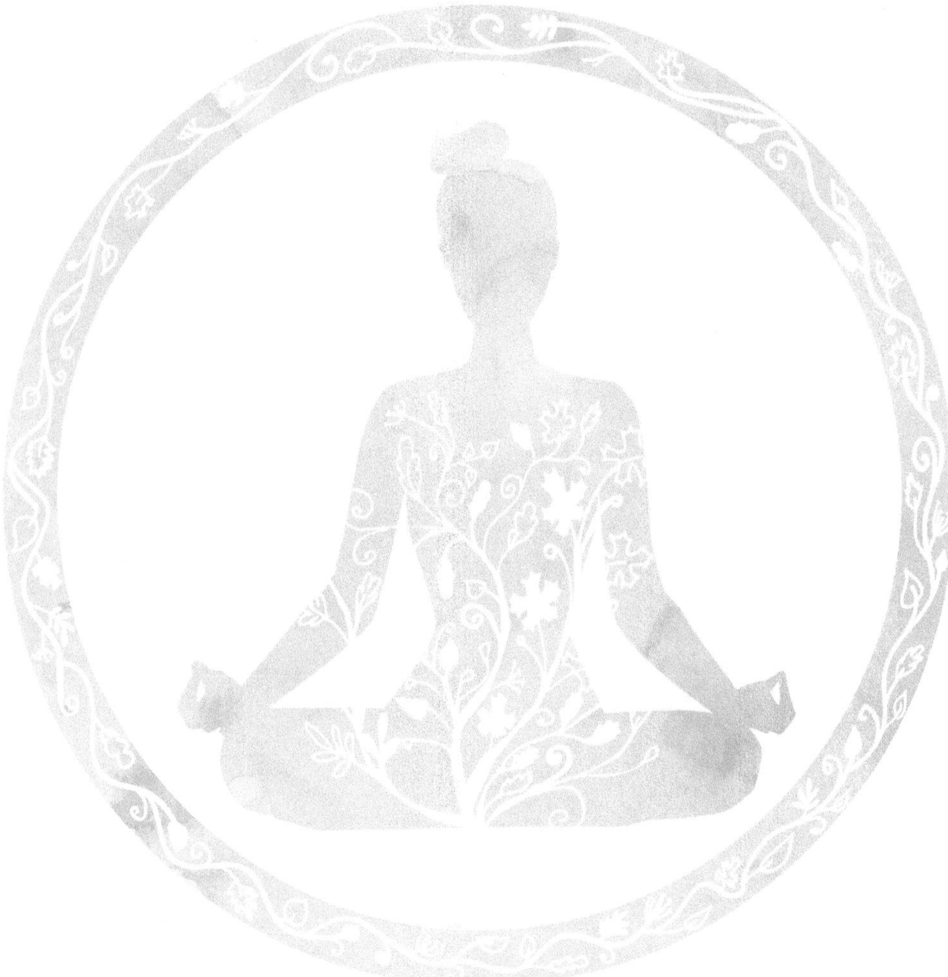

6

Yoga Asanas haben in der ursprünglichen Philosophie vor allem eine reinigende Wirkung. Der Yogi strebt, wie du bereits weißt, über sein Verhalten, über positive Gedanken, die Körperarbeit, Ernährung und Meditation nach der absoluten Verbindung mit der Natur, um in den Zustand der Glückseligkeit zu gelangen. Die Körperarbeit mit Hilfe von Asanas dient auf diesem Weg dazu, den Körper zu reinigen: den Körper fordern, Negatives loswerden und entspannt das Positive erkennen.

Was bedeutet Reinigung konkret?

Du darfst in den Übungen jeglichen Ballast von dir ablassen. Du kannst insbesondere das Ausatmen in den Positionen dazu nutzen, das Alte, Verbrauchte und Negative von dir weg zu atmen – es loszuwerden. Die Reinigung kann auch bedeuten, dass du während der Übungen schlichtweg frei wirst von negativen und lästigen Gedanken: Denn du übst deine Yoga-Praxis im Hier und Jetzt.

Die angestrebte Reinigung bedeutet ebenfalls ein Ankurbeln von Stoffwechselprozessen. Du wirst über Yoga nicht nur die Oberfläche, sondern auch deine Organe stimulieren, und über deine Haut die Giftstoffe aus dem Körper befördern. Je nach Yoga-Praxis wirst du dabei richtig ins Schwitzen kommen. Bedenke daher, dass die Reinigung für dich auch bedeutet, dass du im Anschluss viel Wasser trinken solltest. Der menschliche Körper befindet sich aus physiologischer Sicht in ständigem Regenerationsprozess – lasse daher diese Reinigung zu! Yoga steuert dabei die Richtung, beschleunigt so manche brachliegende Körperregion und setzt Reize, beruhigt überschießende Zonen und verschafft dir auf diese Weise die so häufig in der Literatur beschriebene Balance.

Einen weiteren Aspekt aus der Zauberkiste von Yoga möchte ich dir mit dem Zitat von Arzt und Yoga-Lehrer Dr. Ronald Steiner näher bringen: „Es ist wissenschaftlich bewiesen, dass Yoga bei zahlreichen Beschwerden helfen kann. Die Kombination aus umfassender Bewegung, tiefer Atmung, muskulärer Kräftigung, ausgewogener Dehnung, wohltuendem Schwitzen und abschließender Entspannung fördert und heilt Körper und Geist." (Der Yoga Doc: Heilen mit Yoga. Ronald Steiner, 2019)

Weitere positive Auswirkungen auf deinen Körper sind direkt bei den Übungsplänen in Kapitel 5 angeführt. Bitte wähle deine Praxis nach deinen Bedürfnissen aus. Auf diese Weise nutzt du Yoga ganz individuell für dein Wohlergehen.

Tipps für Zuhause: Wie beginne ich?

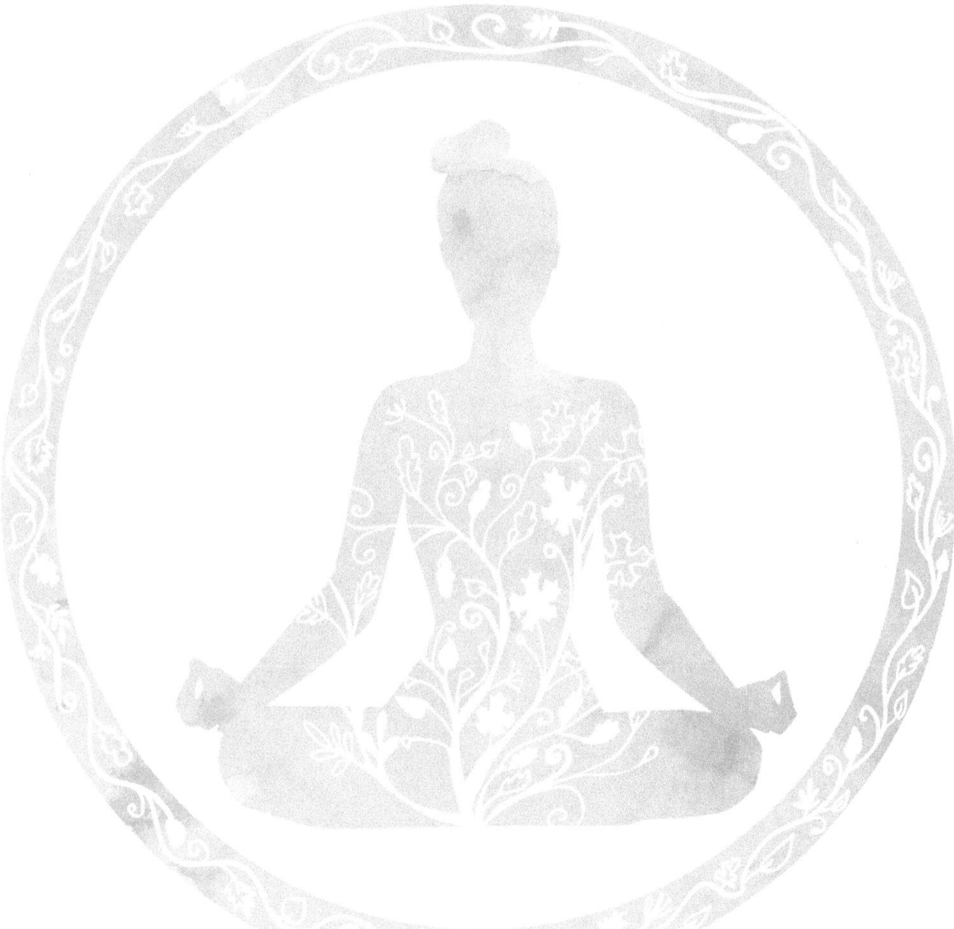

7

Gerade für den Yoga-Start möchte ich dir den folgenden Leitsatz mitgeben: **Übe in der richtigen Umgebung zur richtigen Zeit mit richtiger Konzentration und Atmung.**

Die richtige Umgebung

Haben Sie schon einmal einen Yogi vor einer lauten Baustelle üben gesehen? Nein? Das hat Gründe. Zunächst einmal geht es bei diesem Training darum, sich ohne Ablenkung von außen auf die Vorgänge im Körper konzentrieren zu können. Besonders für den Anfang ist daher eine ruhige Umgebung für das Üben eindeutig die bessere Wahl. Du machst es dir selbst in einem stillen Raum einfacher, dich zu fokussieren. Wenn du später geübter bist, wirst du dich nicht mehr so leicht ablenken lassen. Zu Beginn definiere aber lieber eine ruhige Ecke für dein Yoga-Training. Richte dir ein angenehmes Plätzchen ein, von dem du aus dem Fenster oder auf ein ansprechendes Bild sehen kannst. Schalte alle Geräte auf stumm oder ganz aus. Stelle dir ein Glas Wasser bereit. Trage eine bequeme Kleidung, die dich nicht beengt. Und sorge für einen Platz mit Matte oder einem dickeren Teppich, der sich nicht leicht verschieben lässt. Wichtig ist, dass du einen rutschfesten Untergrund findest – in ruhiger Umgebung bzw. mit ganz leiser Hintergrundmusik.

Die richtige Zeit

Der Zeitfaktor spielt bei jeder sportlichen Betätigung eine große Rolle. Stelle dir die Frage danach, wann du für dich eine halbe Stunde bis Stunde Zeit freiräumen kannst. Bedenke dazu, dass du auch für Yoga nicht mit vollem Bauch arbeiten solltest. Denn ein voller Magen wird dich daran hindern, manche Positionen wie z. B. die Bauchlage oder verkehrte Haltungen mit dem Kopf nach unten als angenehm und machbar zu empfinden. Viele Yoga-Erfahrene nehmen sich die frühen Morgenstunden als Startpunkt in den Tag sogar auf leeren Magen vor. Das wäre die traditionelle Zeit, die auch du für dich ausprobieren könntest. Ich möchte dich bitten, deine Wahl für die richtige Zeit am Tag für deine Bedürfnisse auszuloten: Was lässt sich am besten in den Alltag integrieren? Welche Zeit könnte ich tatsächlich jeden Tag unter der Woche dafür festlegen?

Der Zeitfaktor betrifft auch die **Regelmäßigkeit** deiner Yogapraxis. Da du hier einen sportlichen Zugang verfolgst, gilt die Faustregel „drei Mal pro Woche" als das absolute Minimum. Besser ist es für Yoga, einen schaffbaren Übungsplan für z.B. eine halbe Stunde zu wählen, und diesen täglich durchzuführen. Der

Vorteil der täglichen Beschäftigung damit liegt darin, dass du dich an die Übungen gewöhnst, keinen Stress mit dem Nachlesen mehr hast und alles für dich automatisch ablaufen kann. Erst dann wirst du an der Ausführung der Übungen tatsächlich „feilen" können und tiefer in den Übungserfolg eintauchen. Plane daher Regelmäßigkeit vielleicht wie eine kleine Routine in deinen Tag ein. Was hast du dabei zu verlieren? Und was könntest du alles dadurch gewinnen?

Hinweis zur Zeiteinteilung: **Passe deine Übungen an die Tageszeit an**. Die Asanas haben unterschiedliche Wirkungen auf den Körper: 1) aufweckend-energetisierend, 2) entspannend-ermüdend, 3) erdend-ausbalancierend. Am Abend wirst du nach einer aufweckenden Praxis eher schlecht einschlafen können. Sei dir dessen bewusst und wähle deinen Asana-Mix weise, sprich passend zur Tageszeit, zu der du Yoga machen möchtest. Fertige Übungssequenzen für den Morgen, den Abend und für Zwischendurch findest du in Kapitel 5.

Die richtige Konzentration durch Atmung

Wann hast du das letzte Mal bewusst vollständig ein- und ausgeatmet? Jetzt ist die Zeit, damit regelmäßig anzufangen. Klingt banal, ist es aber gar nicht. Wir Menschen in Industrieländern haben es uns zur Gewohnheit gemacht, den Atem anzuhalten und aus Zeitnot oder Stressempfinden nur oberflächlich Luft zu holen. Diese fehlende Atmung hat weitreichende Folgen und liegt nicht in unserer Natur. Der Mensch braucht Sauerstoff. Wenn wir unser tatsächliches Lungenvolumen auch nutzen, wird der Brustkorb geöffnet und wir schaffen wunderbaren neuen Raum für Beweglichkeit und neue Ideen. Schluss mit beengter Haltung. Auf zu neuen Horizonten.

Yoga bildet den perfekten Anlass, einmal vollständig DURCHZUATMEN. Du wirst mit der Zeit feststellen, dass deine Atmung ruhig und gleichmäßig wird – auch wenn der Atem zu Beginn ins Stocken kommt, wird es schon bald einfacher. Dein Atem pendelt sich schließlich unangestrengt ein. Lass ihn weiter fließen, ohne anzuhalten. Atmen hilft dir durch das gesamte Training. Du kannst dich dadurch besser fokussieren, d.h. dich auf deinen Körper konzentrieren und dich mit deinem Körper verbinden.

Hilfsmittel für Umgebung, Zeit und Konzentration

Was hilft, wenn die Umgebung, Zeit und Konzentration nicht optimal sind und du einfach nicht starten kannst? Vielleicht möchtest du diese Hindernisse aus dem Weg räumen und ein paar der gängigsten Hilfsmittel aus dem Yoga-Unterricht ausprobieren. Hier eine kleine Liste, was dir unterstützend helfen kann:

- Raum gut durchlüften
- Dickeren Teppich oder Matte ausrollen
- Beruhigende Musik, sphärische Klänge
- Dimmbares Licht für den Abend
- Ätherische Öle: z. B. ein paar Tropfen auf die Handgelenke
- Yoga-Block zum Abstützen bei ungedehnten Beinen
- Gesichtszüge anspannen: saures Gesicht machen und lockerlassen
- Mit geöffnetem Mund Kaubewegungen machen, Kiefer lockern
- Augen schließen und einchecken „Wie geht es mir?"
- Den Punkt zwischen den Augenbrauen weich werden lassen
- Schultern einige Male fest zu den Ohren ziehen und mit kräftigem Ausatmen lockerlassen
- Einatmen und beim Ausatmen in einer tiefen Tonlage „Ooooo…mmm" tönen
- Hände auf den Bauch legen und zu den Händen atmen
- Bei geschlossenen Augen innerlich lächeln (die Mundwinkel ziehen leicht nach oben)

- Bei Kälte: den Körper mit den Handflächen abklopfen

Experimentiere mit diesen und anderen Hilfsmitteln, die dich gerne auf die Yoga-Matte kommen lassen. Denn schließlich wirst du dadurch von Stress befreit. Du wirst kräftiger, kannst besser entspannen und deine Widerstandsfähigkeit wächst mit jedem Mal Yoga.

Yoga-Stile und Yoga-Studios: Wie wähle ich aus?

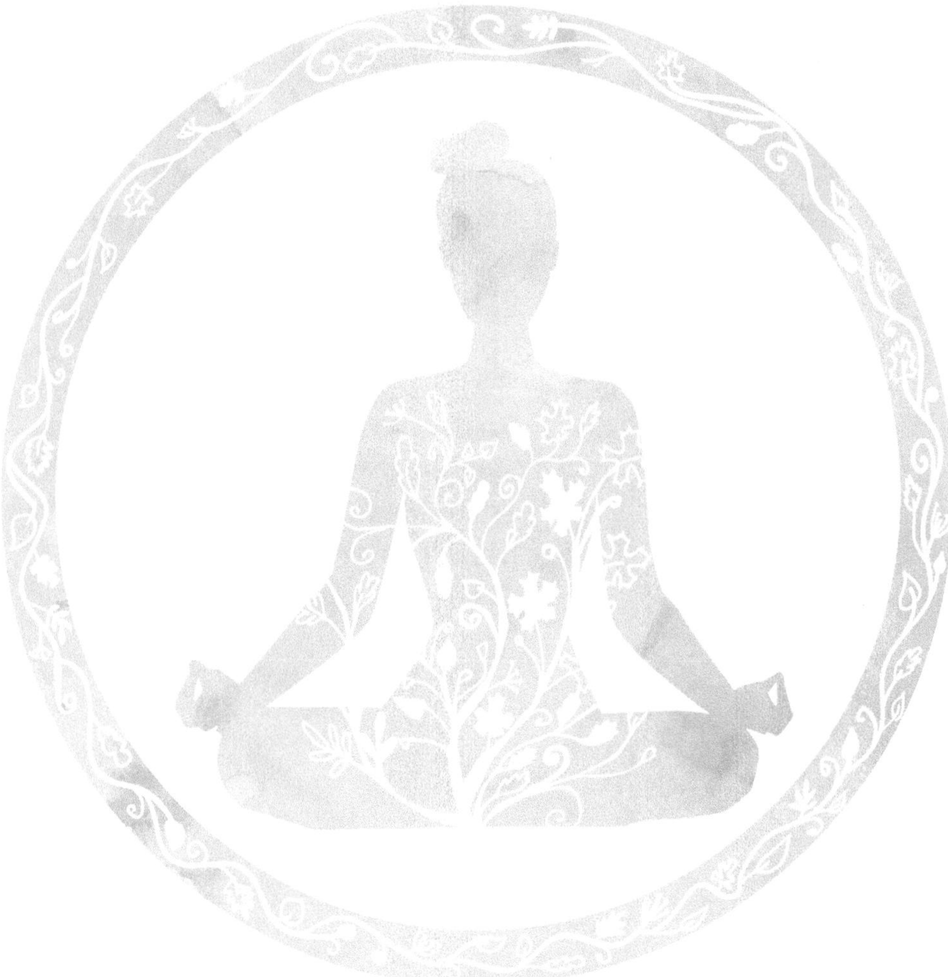

8

Die Yoga-Lehre beschreibt sehr viele Methoden für die Körperarbeit. Dieses Training mittels unterschiedlicher Asanas zusammen mit einer bestimmten Geisteshaltung sowie einem naturverbundenen Verhalten soll den Menschen schließlich zu einem glücklichen Leben verhelfen. Als NeueinsteigerIn wirst auch du erste Erfahrungen machen, die dir eine Verbindung zwischen deinem Körper und Geist ermöglichen.

Die Körperarbeit mit Asanas als Teil von Yoga soll Körper und Geist reinigen, um ihn auf die folgende Meditation vorzubereiten. Du könntest die Asanas natürlich auch einfach als Fitnessübung durchführen. Oder du nimmst dir auch bewusst die Zeit für Achtsamkeit in deiner Yoga-Praxis. Erst dann, wenn du die Veränderungen und Auswirkungen von Asana / Shavasana wahrnimmst, übst du auch tatsächlich Yoga. Ich bitte dich deshalb, dir Zeit für Einstimmung, Atmung und achtsames Üben sowie Nachspüren zu nehmen. Solltest du zu Beginn den Eindruck haben, „Ich werde nie in diese Dehnposition kommen", bist du gut beraten, die verschiedenen Yoga-Stile auszuprobieren, d. h. in einen Yoga-Unterricht hineinzuschnuppern. Denn jeder Stil hat einen eigenen Fokus und setzt auch bei anderen Fähigkeiten an. Das kannst du sehr gut für dich und deine aktuelle Körperkonstellation nutzen. Und dich auf diese Weise weiter verbessern. Hier eine kurze Beschreibung der gängigsten Stile.

Wir unterscheiden grob zwischen den klassischen und modernen Yoga-Stilen, in Anlehnung an Wanda Badwals Zusammenfassung im Podcast „Wandaful" (Nachzuhören über Spotify). Die klassischen Stile zeichnen sich durch die von jeher gelehrten Praktiken mit traditionellen Asanas aus, mit dem allgemeinen Bestreben nach Glückseligkeit. Bei den moderneren Stilen wird ein bestimmter Fokus gelegt. Lass dich inspirieren: Eventuell klingt für dich eine bestimmte Ausrichtung besonders interessant.

Klassische Yoga-Stile

Hatha Yoga: Unter diesem Überbegriff des Hatha werden alle körperbetonten Yoga-Stile zusammengefasst. Ha bedeutet Sonne, Tha bedeutet Mond. Das Ziel dabei ist, die polaren Energien zusammenzuführen und über die Atmung auszubalancieren. Hatha Yoga heißt auch Kraft mit bewusster und disziplinierter Atemführung. Das ist der klassische Stil der Vereinigung von Körperarbeit und Atmung für Balance, Kraft und Energie im Leben. Ob Hatha mit oder ohne Hintergrundmusik geübt wird, hängt von dem/der Yoga-LehrerIn ab.

Ashtanga Yoga: Das ist ein kraftvoller und körperlich fordernder Stil, der sehr in die Tiefe geht. Ashtanga ist dynamisch und wird in Stille praktiziert – um dem Atem in der Durchführung zu lauschen und ihn mit der Bewegung zu vereinen. Bei Ashtanga wird eine Übungsabfolge wie eine Choreografie geübt. Die Abfolge bleibt immer gleich: Jeder Teilnehmende macht die Serie im eigenen Atemfluss. Da Ashtanga fordernd ist, eignet sich dieser Stil ab einer Körperkonstellation mit gut gekräftigter Körpermitte, um die Positionen kontusionsfrei üben zu können.

Iyengar Yoga: Dieser Stil ist die höchste Klasse der Ausrichtungsarbeit. Bei Iyengar legt man großen Wert auf die Präzision in der Durchführung der Asanas. Iyengar wird ohne Musik geübt und bedient sich vieler Hilfsmittel wie Gurte, Blöcke usw., um tiefer in die Positionen zu gelangen. Ein Iyengar Studio ähnelt einer Turnhalle, in der es viele unterschiedliche Hilfsgegenstände zum Üben gibt.

Sivananda Yoga: Bei diesem Stil wird mit 12 Standardhaltungen gearbeitet, wobei nach jeder Haltung eine kurze Entspannung folgt. Bei Sivananda wird großer Wert auf Mantra-Gesang gelegt. Ein Kennzeichen von Sivananda ist die Ayurvedische Küche: Dieser Stil legt eine spezielle Ernährung nahe.

Moderne Yoga-Stile

Vinyasa / Flow Yoga: Hierbei werden die ursprünglichen Asanas kreativ aneinandergefügt. Es wird mit der tiefen Ujjayi Atmung gearbeitet. Es entsteht eine Art Choreografie; du bleibst im Fluss der Bewegung (Flow). Dieser Stil zeichnet sich durch eine dynamische Ausführung aus, wird durch Musik unterstützt und ist ein sehr schweißtreibender Stil.

Anusara Yoga: Die Bedeutung von Anusara ist in etwa „mit Anmut fließen" oder auch „dem Herzen folgen". Die Übungen gehen ineinander über und werden nicht klassisch gehalten. Ein sehr tiefes Bewusstsein für den Körper wird hier abverlangt: Der Fokus liegt auf Organen bis zur Zellebene.

Jivamukti Yoga: Die Bedeutung ist in etwa „befreite Seele". Jivamukti ist ein schneller Flow-Stil, häufig mit einem Thema der Woche. Hierbei wird das Mantrasingen hochgehalten und Meditieren wird mit eingebaut. Bei diesem Stil liegt der Fokus auf der Regel der Gewaltlosigkeit: Ein liebevoller und mitfühlender Umgang mit Lebewesen bedeutet für Jivamukti daher auch vegane Ernährung.

Kundalini Yoga: Kundalini bedeutet „Schlangenkraft“ oder „schlafendes Potenzial“. Der Yoga Fokus zielt hier auf das Erwecken von nicht erkanntem Potenzial ab: Übungssets mit Feueratmung (schnelles Atmen), den Geist fordern und Grenzerfahrungen stehen auf der Tagesordnung. Kundalini Yogis erkennt man an ihrer weißen Kleidung, naturbelassenen Haaren und Mantragesängen; vegetarische Ernährung inklusive.

Yin Yoga: Im Yin Yoga werden die Prinzipien des Daoismus inkludiert. Dieser Stil legt somit den Fokus auf die Elementlehre der Traditionellen Chinesischen Medizin (TCM). Yin steht für „das Weibliche“ und ist ein passiver, meditativer Stil mit langem Verweilen in den Haltungen. Yin Yoga legt großen Wert auf das Öffnen, um Raum in Gelenken, Bändern und Sehnen zu schaffen. Yin kann herausfordernd sein, denn es geht um Grenzerweiterung durch ein Halten der Position für ca. 6 Minuten.

Bikram / Hot Yoga: Bei diesem Yoga-Stil übt man bei starker Hitze in einem Raum mit 41 Grad Celsius. Bikram wird in einer festen Abfolge von 26 Asanas geübt, die nacheinander durchlaufen werden. Hier liegt der Fokus auf dem Reinigungsprozess, der zweifellos durch die Hitze und das starke Schwitzen körperlich erreicht wird.

Restorative Yoga: Bei Restorative Yoga liegt der Fokus auf der Erholung und Entspannung. Du setzt dir keine Ziele zur Grenzerweiterung. Du lernst bei diesem Stil allerdings, über 5-10 Minuten in einer Haltung loszulassen. Es geht hier um die Regeneration und Integration von Erlebtem im Alltag.

Da sich unsere Gesellschaft und wir Menschen in ständigem Wandel befinden, entwickeln sich auch immer neuere Yoga-Richtungen mit modernen Ansätzen. Daher ist es möglich, dass in dieser Auflistung bereits der neueste Trend nicht vorkommt. Solltest du dich weiter auf die Suche nach dem passenden Stil begeben wollen, informiere dich über qualitativ hochwertige Webseiten (Beispiele in Kapitel 10).

Übungskatalog

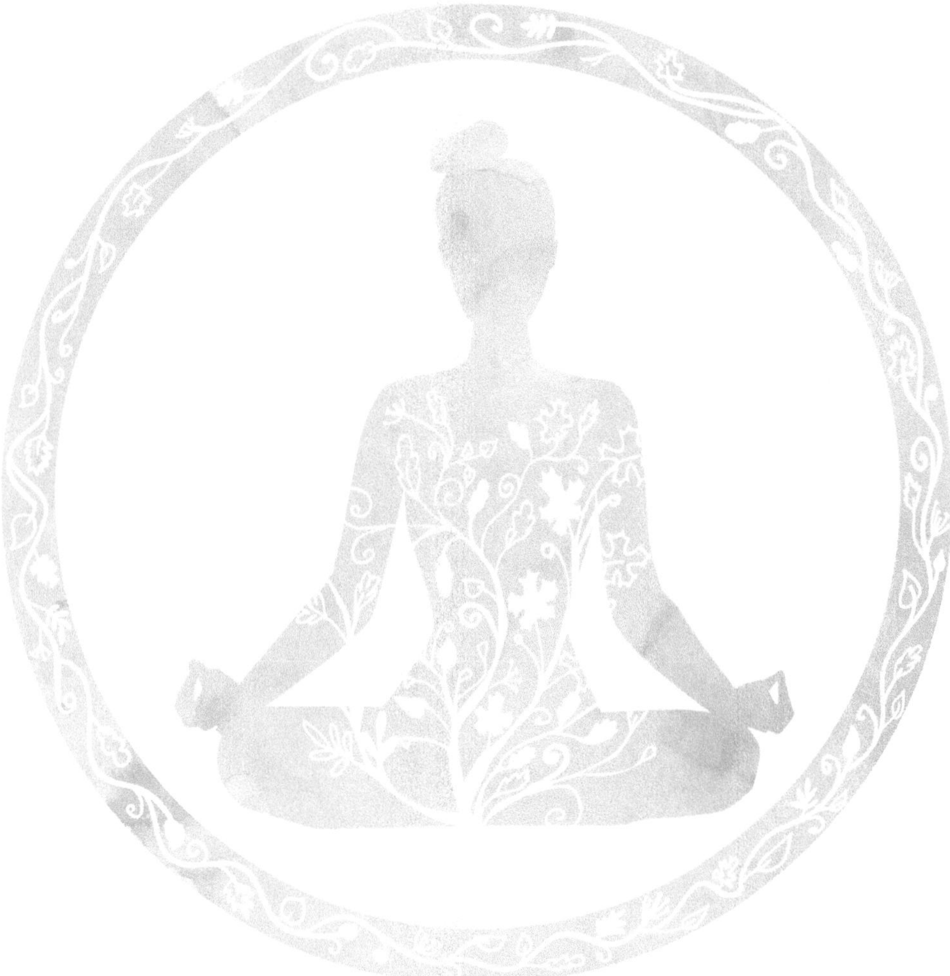

9

Standhaltungen

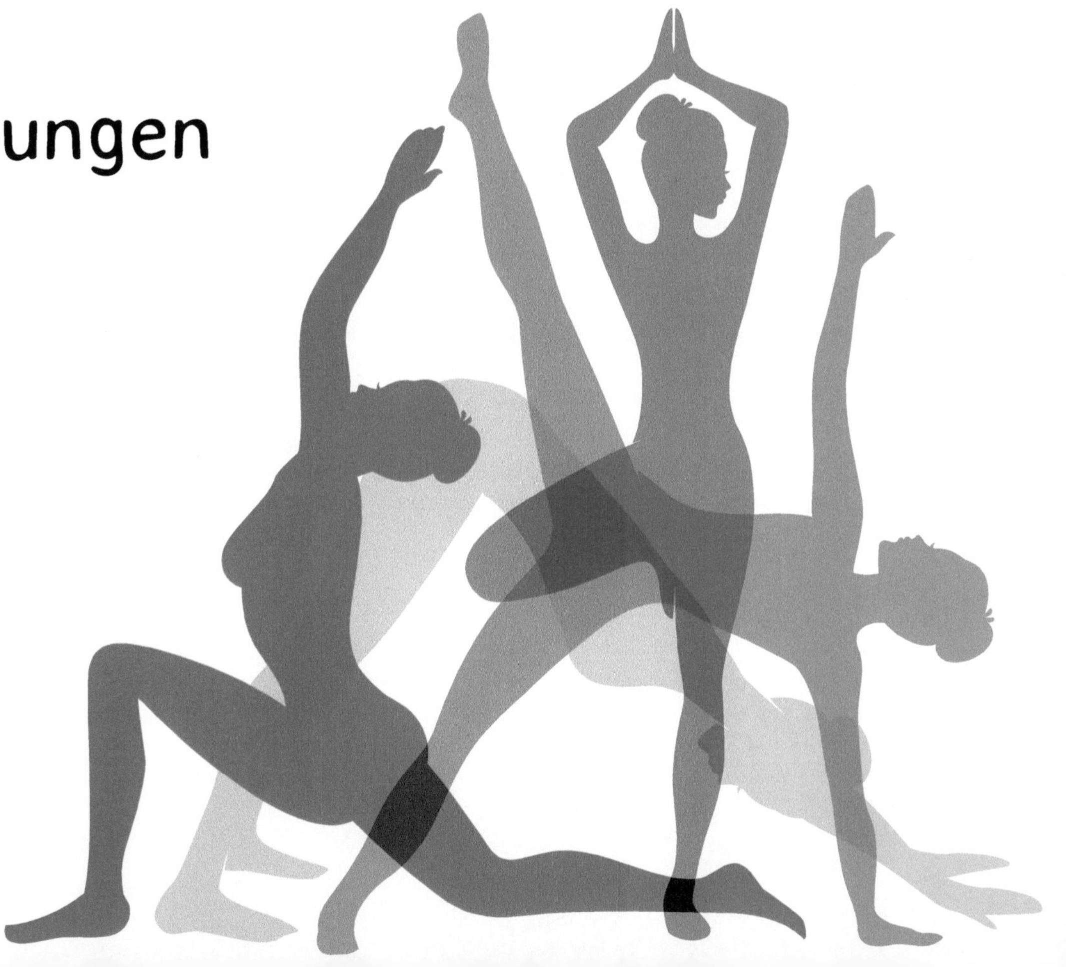

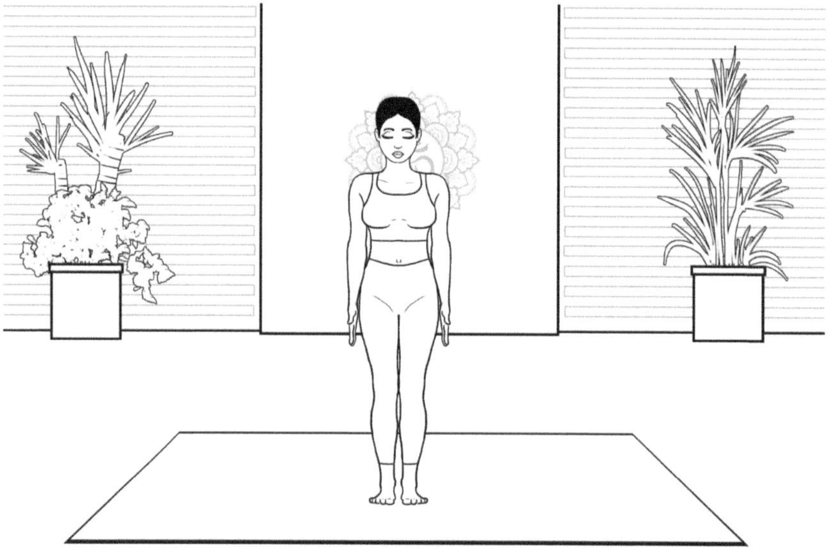

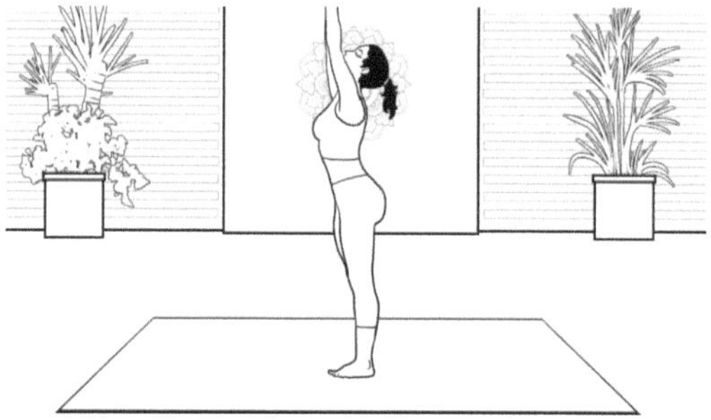

Tadasana

Die Berghaltung

Affirmation: „Ich bin präsent, in Ruhe und Stabilität."

Chakra: Herz-Chakra, Wurzel-Chakra

Körperliche Wirkung: Tadasana verbessert die gesamte Körperhaltung. Sie wirkt sich positiv auf fast alle Muskeln aus – besonders aber auf Füße, Oberschenkel und Rücken. Sie hilft so bei Ischiasbeschwerden und Fußfehlstellungen wie Plattfüßen. Außerdem reguliert sie die Atmung und Verdauung.

Mentale & Emotionale Wirkung: Die Berghaltung hat eine erdende und somit beruhigende Wirkung. Sie fördert die Konzentration, innere Balance und reduziert Stress. Außerdem wirkt sie positiv auf das Selbstbewusstsein.

Kontraindikationen: Bei Kopfschmerzen, niedrigem Blutdruck oder Schlaflosigkeit solltest du Tadasana nicht üben. Während der Schwangerschaft solltest du die Füße hüftbreit stellen, um den Rücken zu entlasten.

Ausführung:

- Stelle dich aufrecht hin. Die Füße berühren sich an den großen Zehen sowie den Fersen. Die Fußgewölbe sind aktiviert und bilden einen Bogen.

- Pendle ein paarmal auf den Füssen vor und zurück, um dein Gewicht optimal zu verlagern und deinen Schwerpunkt zu finden.

- Aktiviere deine Beinmuskulatur. Deine Oberschenkel streben zueinander. Ziehe die Kniescheiben eher nach oben und zueinander. Lasse die Knie ganz leicht gebeugt, um ein überstrecken zu vermeiden.

- Strecke die Arme entlang deines Körpers aus, deine Finger sind ganz leicht gespreizt, die Mittelfinger streben Richtung Boden.

- Aktiviere dein Körperzentrum, indem du den Bauchnabel nach innen Richtung Wirbelsäule ziehst und erhebe dein Brustbein. Dein Kopf und dein Nacken bleiben gerade. Mache deine Wirbelsäule so lang wie möglich. Deine Schultern streben nach unten in Richtung deiner Matte.

- Verbleibe für einige Atemzüge in dieser Position. Wenn du möchtest, schließe deine Augen und komme voll im gegenwärtigen Augenblick an. Beobachte deine Atmung und spüre in deinen Körper hinein.

Häufige Fehler & Tipps: Achte darauf, nicht ins Hohlkreuz zu gehen oder die Beine zu überstrecken. Stehe locker und entspannt und stelle dir gleichzeitig vor dich durchzieht ein Faden von den Fersen bis zu der Kopfkrone, der dich aufrichtet.

Variation/en:

- Hebe die Arme über die Seiten und strecke sie nach oben aus.

- Senke die Arme und halte die Hände im Anjali Mudra vor deiner Brust.

Wissenswertes/Geschichte: Die Berghaltung wird auch die Mutter aller Asanas genannt. Von hier aus werden viele Asanas gestartet; sie ist der Startpunkt des Sonnengrußes. Tadasana sieht einfach aus, jedoch ist sie mehr als einfach nur da zu stehen. Es heißt, wer Tadasana meistert, kann alle Asanas meistern.

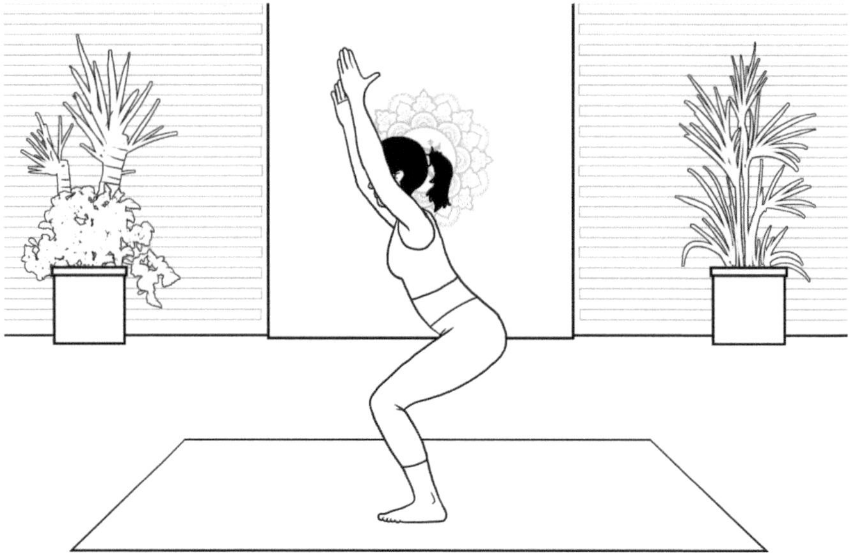

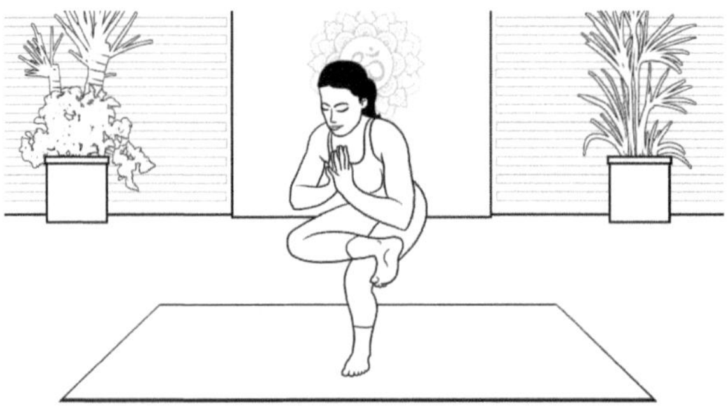

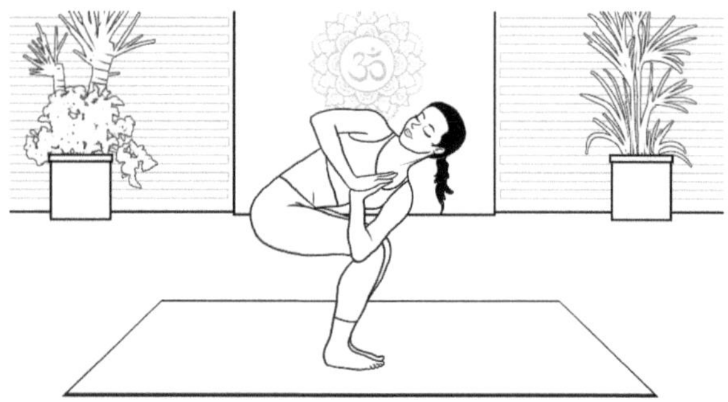

Utkatasana

Der Stuhl

Affirmation: „Meine Kraft trägt mich mit Leichtigkeit"

Chakra: Wurzel Chakra, Solarplexus Chakra

Körperliche Wirkung: Der Stuhl kräftigt besonders deine untere Körperhälfte – angefangen bei den Füssen über Waden und Oberschenkel bis hin zu deiner Wirbelsäule. Utkatasana massiert außerdem die Bauchorgane und stärkt das Zwerchfell.

Mentale & Emotionale Wirkung: Utkatasana hilft dir deine Kraft wahrzunehmen und zu integrieren. Sie klärt deinen Geist und gleicht deine Emotionen aus.

Kontraindikationen: Bei Kopfschmerzen, niedrigem Blutdruck oder Verletzungen deiner Knie, Hüfte oder Fußgelenke solltest du Utkatasana nicht üben. Da sie sehr belebend ist solltest du sie nicht am Abend oder wenn du an Schlaflosigkeit leidest üben.

Beschreibung:

- Beginne in Tadasana – der Berghaltung. Hebe deine Arme während du einatmest über die Seite gestreckt über deinen Kopf, die Handflächen zeigen zu einander.
- Beuge nun während du ausatmest deine Knie und stelle dir dabei vor, du würdest dich auf einen Stuhl setzen. Verlagere dein Gewicht eher nach hinten auf die Fersen. Dein Gesäß strebt nach hinten und unten.
- Behalte die Streckung im Oberkörper und die Länge in den Armen.
- Halte die Asana für etwa fünf Atemzüge. Strecke dich dabei mit der Einatmung etwas mehr in die Länge deiner Arme und setze dich mit der Ausatmung mit dem Gesäß etwas tiefer.
- Entspanne dich nach der Übung für einige Atemzüge in der stehenden Vorbeuge und übe danach gerne noch einmal.

Häufige Fehler & Tipps: Achte darauf, dass du dich nicht zu weit nach vorne lehnst. Du solltest deine Fußspitzen noch sehen können. Aktiviere deine Bauch und Rückenmuskeln, um nicht ins Hohlkreuz zu geraten. Da Utkatasana sehr anstrengend ist, kann es hilfreich sein sich während der Übung auf dein Drittes Auge (Oder einen anderen Fokuspunkt) zu konzentrieren.

Variation/en:

- Beim gedrehten Stuhl hast du deine Hände im Anjali Mudra vor der Brust und drehst dich mit dem Ausatmen zur Seite auf. Dein Ellenbogen platzierst du dabei an der Außenseite des Oberschenkels. So kannst du deinen Ellenbogen als Hebel benutzen um die Drehung zu verstärken.
- Beim Einbeinigen Stuhl (oder stehende Figur 4) bringst du einen Fuß auf den gegenüberliegenden Oberschenkel während deine Hände im Anjali Mudra vor der Brust ruhen. Genieß hier eine intensive Dehnung der Hüfte.

Wissenswertes/Geschichte: Utkatasana heißt übersetzt so viel wie „kraftvolle Haltung". Und während sie tatsächlich sehr fordernd ist, gibt sie dir gleichzeitig eine Menge Energie zurück. Es lohnt sich also, Utkatasana regelmäßig zu üben.

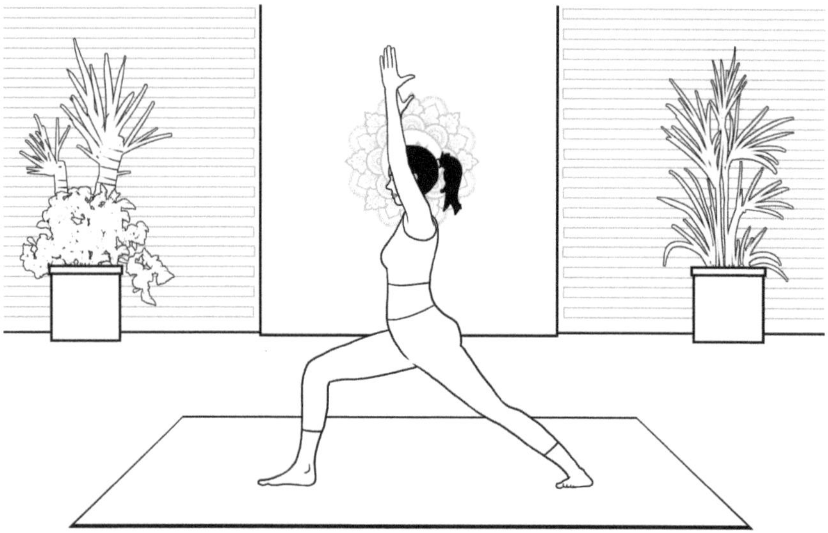

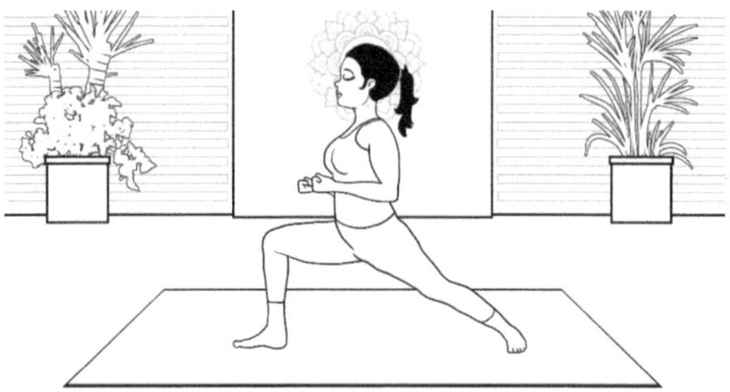

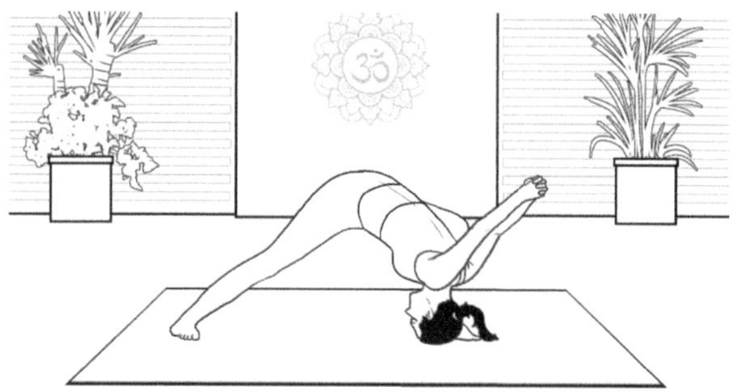

Vira Bhadrasana I

Krieger I

Affirmation: „Ich bin eins mit dem Licht in mir"

Chakra: Wurzel Chakra, Herz Chakra

Körperliche Wirkung: Vira Bhadrasana I öffnet den Herz- und Brustraum, stärkt die Wirbelsäule, öffnet die Hüfte und dehnt die Oberschenkel sowie die Bauchdecke. Außerdem wirkt sie sich positiv auf die Atmung und Lungenfunktion aus.

Mentale & Emotionale Wirkung: Krieger I stärkt vor allem dein Selbstbewusstsein und wirkt sich positiv auf deine Stimmung aus. Du trainierst dein Durchhaltevermögen und findest Mut und Kraft. Außerdem wirkt sie stabilisierend und klärend auf deinen Geist und deine Emotionen.

Kontraindikationen: Bei Herzproblemen und Bluthochdruck solltest du Vira Bhadrasana I nicht üben. Vorsicht ist auch bei Knie-, Rücken-, Hüft- und Schulterproblemen sowie Fußfehlstellungen geboten.

Beschreibung:

- Beginne in Tadasana. Bringe deine Hände an die Hüften, behalte die Aufrichtung im Oberkörper und mache einen großen Schritt zurück auf deiner Matte.
- Deine Füße können hüftbreit stehen – so hast du mehr Stabilität. Wenn du dich stabil fühlst, können die Fersen auch auf einer Linie sein.
- Der vordere Fuß bleibt gerade nach vorne ausgerichtet während du den hinteren Fuß um 45 Grad nach außen hin abwinkelst.
- Beuge das vordere Bein. Achte darauf, das Knie und Fußgelenk in einer Linie stehen und deine Hüfte gerade nach vorne ausgerichtet ist.
- Hebe deine Arme mit der Einatmung gerade über den Kopf. Deine Schultern streben dabei Richtung Matte, weg von den Ohren. Halte die Position für 3-5 Atemzüge.
- Bringe beim Einatmen mehr Länge in die Arme und setze dich beim Ausatmen tiefer in den Ausfallschritt.
- Komme zum Auflösen zurück in Tadasana und übe die andere Seite.

Häufige Fehler & Tipps: Dein gebeugtes Knie sollte sich in einer Linie mit dem Fußgelenk befinden und du solltest nicht ins Hohlkreuz geraten. Aktiviere dein Zentrum, indem du den Nabel einziehst. Achte beim Üben unbedingt darauf, dass du keine Schmerzen hast.

Variation/en:

- Vor allem bei Schulterproblemen kann es angenehm sein, die Arme an den Seiten angewinkelt zu halten statt sie über den Kopf auszustrecken.
- Für mehr Intensität und Öffnung in den Schultern verschränke deine Hände hinter deinem Rücken und beuge dich nach vorne. Deine Hände dienen als Gewicht und streben nach vorne und unten.

Wissenswertes/Geschichte: Übersetzt bedeutet Vira Bhadrasana so viel wie freundlicher Held. Anders als der deutsche Name vermuten lässt, ist es keine aggressive Position, sondern stärkt Qualitäten wie Mut, Kraft und Entscheidungsfreude in demjenigen der sie übt. Die Krieger Pose hilft dir, dich aus dem Chaos deines Geistes in Ruhe und Gelassenheit zu erheben.

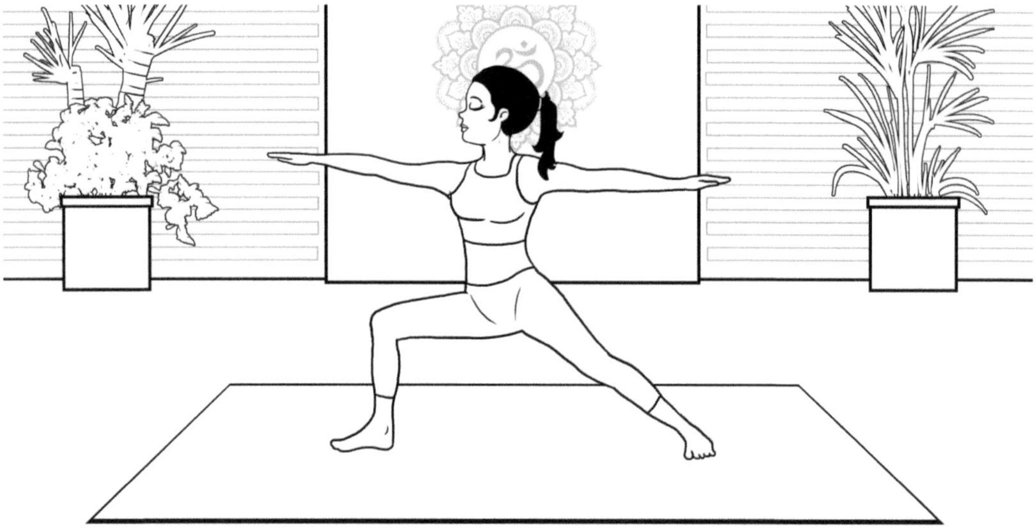

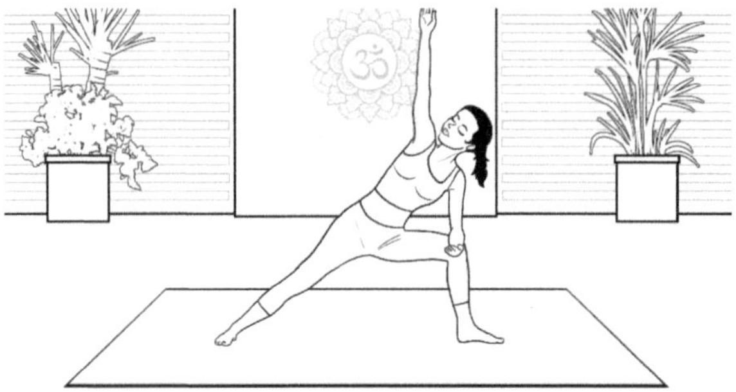

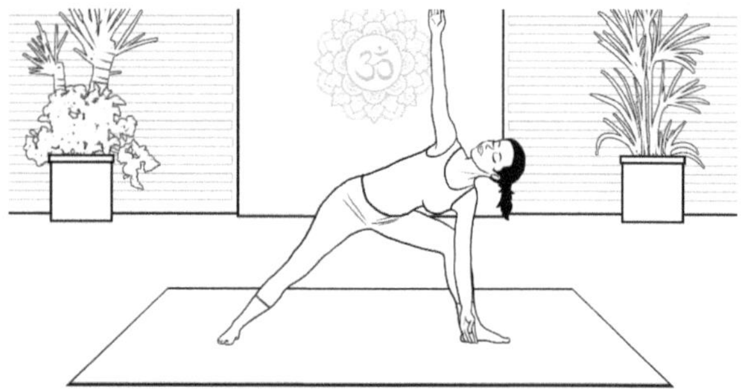

Vira Bhadrasana II

Krieger 2

Affirmation: „Ich bin klar und selbstbewusst im hier und jetzt"

Chakra: Wurzel Chakra, Stirn Chakra

Körperliche Wirkung: Krieger II stärkt deine Oberschenkel und das Gesäß, kräftigt die Oberarme und Schultern und öffnet den Brustraum und die Lunge. Außerdem regt sie die Verdauung an.

Mentale & Emotionale Wirkung: Regelmäßig geübt steigert Vira Bhadrasana II dein Konzentrationsvermögen und hilft dir, dich klar zu fokussieren. Sie schenkt dir Kraft, Mut, Ausdauer, Selbstbewusstsein und stabilisiert deinen Geist.

Kontraindikationen: Da Vira Bhadrasana II die Verdauung anregt, solltest du sie nicht üben, wenn du Durchfall hast. Bei Bluthochdruck, Schulter- und Knieverletzungen solltest du auch auf sie verzichten.

Beschreibung:

- Starte in Tadasana. Setz deine Hände an die Hüften und mach mit deinem rechten Fuß einen großen Schritt zurück.
- Hebe nun deine Arme bis auf Schulterhöhe an. Strecke dabei den linken Arm nach vorne und den rechten Arm nach hinten aus. Dein Blick geht nach vorne zur linken Hand.
- Drehe nun die rechte Fußspitze etwa 45 Grad nach außen und beuge dann das rechte Bein im 90 Grad Winkel. Dein Knie sollte sich gerade über dem Fußgelenk befinden.
- Aktiviere deine Körpermitte und lasse deine Schultern so weit wie möglich sinken. Deine Hände streben aktiv nach vorne und hinten.
- Verbleibe für etwa 5-10 Atemzüge in der Position.
- Um aufzulösen strecke das vordere Bein, senk die Arme ab und setze den rechten Fuß wieder nach vorne an die Matte zum linken – du stehst wieder in Tadasana.
- Wiederhole nun das Ganze mit dem linken Fuß.

Häufige Fehler & Tipps: Achte darauf, dass deine Hüfte gerade nach vorne ausgerichtet ist und dein Oberkörper nicht nach vorne fällt. Das vordere Knie sollte nicht nach innen kippen.

Variation/en:

- Lege den vorderen Ellenbogen beim Ausatmen auf dem Knie ab und strecke den hinteren Arm über den Kopf nach oben aus. Wenn dein Nacken es zulässt, drehe den Kopf und schau nach oben in Richtung deiner Hand.
- Um dein Zentrum noch mehr zu aktivieren kannst du den vorderen Arm auch am Unterschenkel entlang ausstrecken. Dabei berühren nur die Fingerspitzen den Boden, die Kraft kommt aus der Körpermitte.

Wissenswertes/Geschichte: Die Haltung des Kriegers - oder eben des Helden - spiegelt vor allem unseren inneren Kampf wider, indem wir versuchen das Negative zu überwinden, um so Platz für das Positive in uns und unserem Leben zu machen.

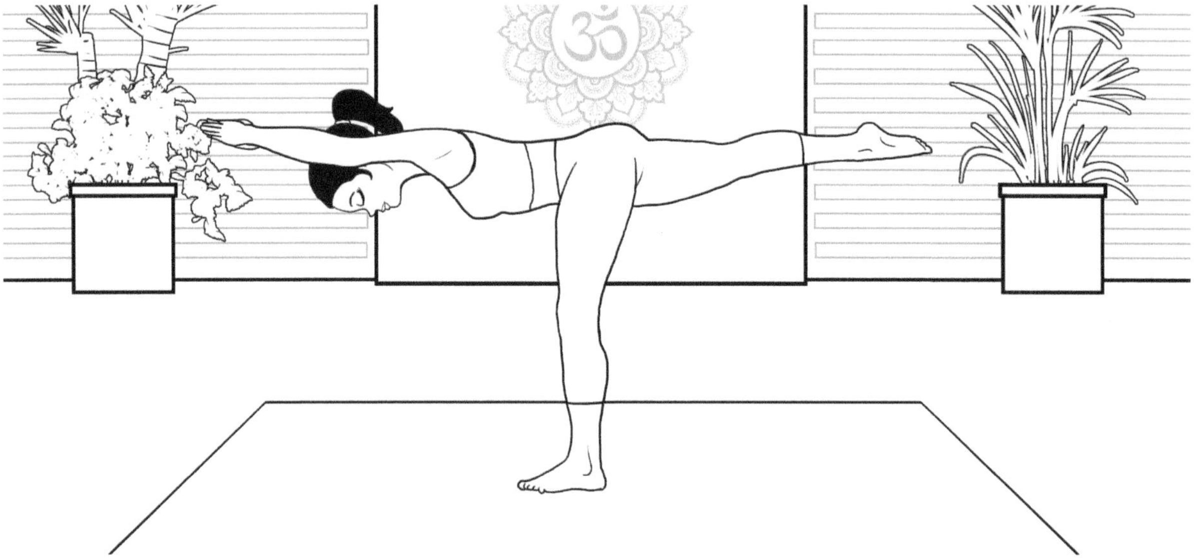

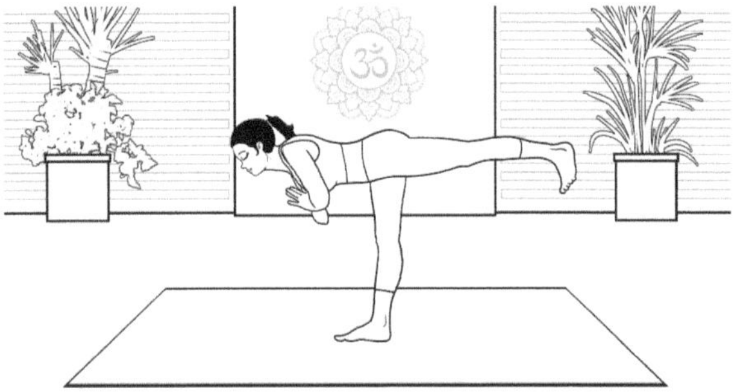

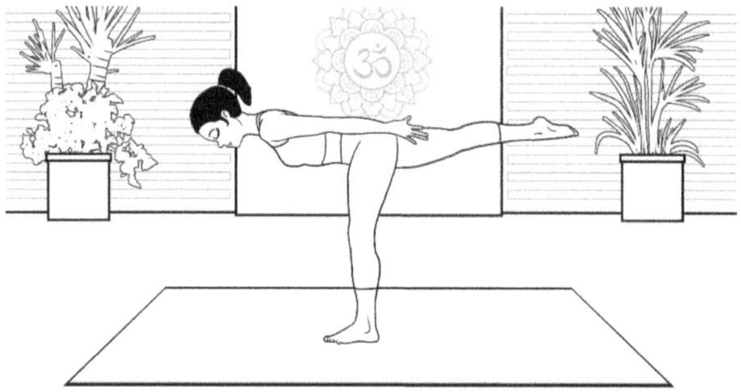

Vira Bhadrasana III

Krieger 3

Affirmation: „Ich bin stark, gelassen und im Gleichgewicht"

Chakra: Wurzel Chakra, Solarplexus Chakra

Körperliche Wirkung: Vira Bhadrasana III stärkt deine Beine und den Rücken und regt deine Verdauung an. Weil sie eine Balancehaltung ist, verbessert sie außerdem deine gesamte Körperkoordination.

Mentale & Emotionale Wirkung: Krieger III erdet deinen Geist und wirkt stabilisierend auf deine Emotionen. Sie schenkt dir innere Ausgeglichenheit, verbessert deine Konzentration und kann dir helfen Ängste zu überwinden.

Kontraindikationen: Bei Kopfschmerzen, Bluthochdruck, Beschwerden im unteren Rücken, den Knien oder Füssen solltest du Vira Bhadrasana III nicht üben.

Beschreibung:

- Starte in Tadasana. Setze deine Hände an die Hüften und verankere dein linkes Bein als Standbein im Boden. Aktiviere deine Körpermitte.
- Strecke nun die Arme nach oben über den Kopf und sinke mit dem Oberkörper nach vorne. Hebe gleichzeitig dein rechtes Bein gerade nach hinten an. Der rechte Fuß bleibt aktiv und die Zehen zeigen Richtung Boden.
- Halte das linke Bein aktiv, strebe mit den Armen nach vorne und dem rechten Bein nach hinten.
- Halte die Position für 1-5 Atemzüge – je nachdem, wie lange du schon schaffst.
- Um aufzulösen senke dein rechtes Bein wieder Richtung Boden während du gleichzeitig den Oberkörper wieder aufrichtest.
- Wiederhole die Haltung auf der anderen Seite.

Häufige Fehler & Tipps: Wenn du dich noch nicht sicher auf einem Bein fühlst, kannst du dich zuerst noch an einer Wand oder einer Stuhllehne abstützen. Achte darauf, dass dein Standbein nicht überstreckt aber auch nicht gebeugt ist. Deine Hüfte sollte gerade sein und dein Oberkörper lang.

Variation/en:

Statt die Arme über den Kopf zu strecken, kannst du sie auch entweder seitlich am Körper ausstrecken oder vor die Brust in Anjali Mudra bringen. Beide Varianten sind meist etwas einfacher auszuführen.

Wissenswertes/Geschichte: Vira Bhadrasana III ist die dritte und letzte Asana der Krieger oder Helden-Reihe. Die Balance auf einem Bein ist sehr anspruchsvoll und braucht daher meist ein wenig mehr Übung. Lass dir daher Zeit und überfordere dich nicht, wenn du Vira Bhadrasana III lernst.

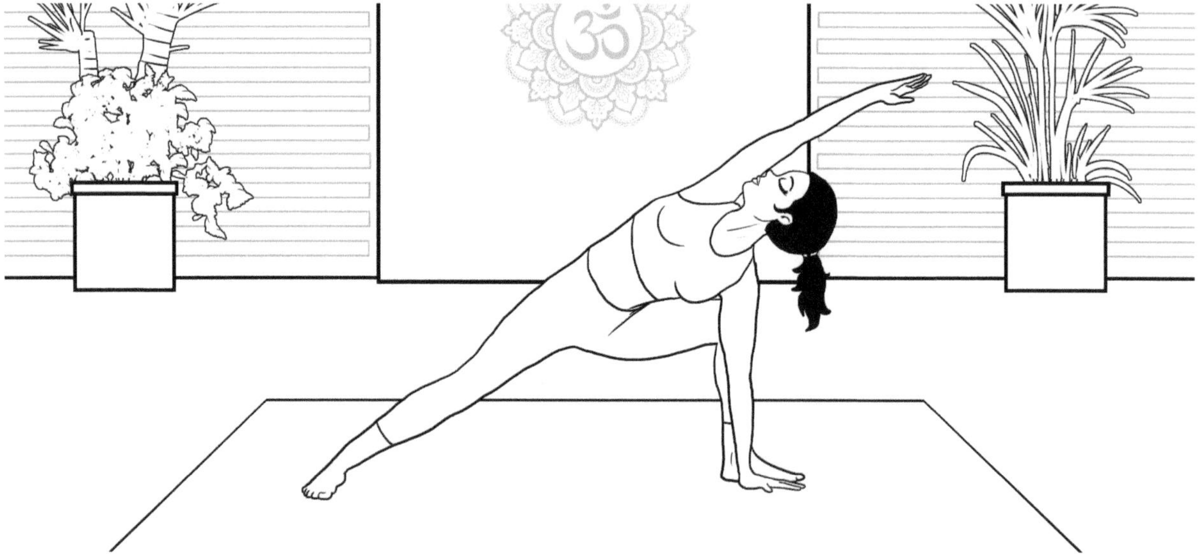

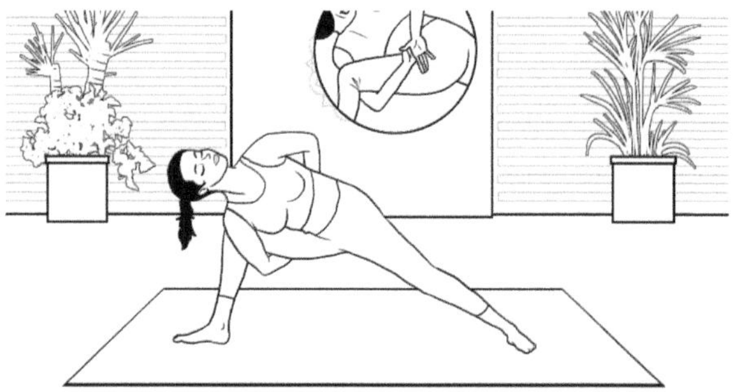

Utthita Parsvakonasana

Die Flankendehnung

Affirmation: „Ich öffne mich dem göttlichen in mir"

Chakra: Solarplexus Chakra, Herz Chakra

Körperliche Wirkung: Utthita Parsvakonasana dehnt die Flanken und Zwischenrippenmuskeln und verhilft dir so zu einer tieferen Atmung. Sie stärkt deine Beine, den unteren Rücken und die Bauchmuskulatur. Zusätzlich wirkt sie krampflösend und schmerzstillend bei Menstruations- oder Ischiasbeschwerden.

Mentale & Emotionale Wirkung: Utthita Parsvakonasana wirkt beruhigend bei Stress und erfrischt deinen Geist. Sie wirkt ausgleichend auf deine Emotionen und hilft dir, dich zu zentrieren.

Kontraindikationen: Bei Schulter- Fuß oder Knieproblemen sowie bei Nackenbeschwerden und in der Schwangerschaft solltest du die Flankendehnung nicht üben.

Beschreibung:

- Stehe in Tadasana, setze deine Hände an die Hüften und mache einen großen Schritt mit dem rechten Fuß nach hinten.
- Beuge nun das vordere Bein im 90 Grad Winkel an. Das Knie bleibt gerade über dem Fußgelenk ausgerichtet.
- Strecke nun die Arme über den Kopf nach oben aus, winkle den hinteren Fuß ca. 90 Grad an, die Fußspitze zeigt nach außen.
- Aktiviere dein Zentrum, indem du den Nabel zur Wirbelsäule ziehst und drehe den Oberkörper nach rechts auf.
- Beuge nun den Oberkörper nach vorne und bringe deine linke Hand neben den linken Fuß zum Boden. Strecke gleichzeitig den rechten Arm weit über deinen Kopf nach vorne, deine Handfläche zeigt dabei in Richtung Boden.
- Wenn dein Nacken es zulässt, geht dein Blick nach oben. Ansonsten kannst du auch nach vorn oder unten schauen.
- Bleibe hier für 3-5 Atemzüge. Spüre die Dehnung in deinen Flanken und Leisten.
- Richte dich zum Auflösen aus der Körpermitte heraus wieder auf und tritt zurück in Tadasana. Wiederhole nun auf der anderen Seite.

Häufige Fehler & Tipps: Achte darauf, dass dein gebeugtes Knie nicht nach innen oder außen fällt. Achte außerdem auf eine gute Körperspannung, so dass du kein Hohlkreuz machst oder zu viel Gewicht auf der Hand am Boden ist.

Variation/en:

Um die Übung zu intensivieren, kannst du in die sogenannte geschlossene Variation kommen. Beuge dazu den oberen Arm hinter dem Rücken und greife mit dem vorderen Arm unter dem Bein hindurch nach hinten bis sich deine Hände berühren.

Wissenswertes/Geschichte: Utthita Parsvakonasana ist ein absolutes Multitalent. Sie öffnet, dehnt und kräftigt den gesamten Körper von den Füßen bis zu den Armen und schenkt dir eine starke Mitte.

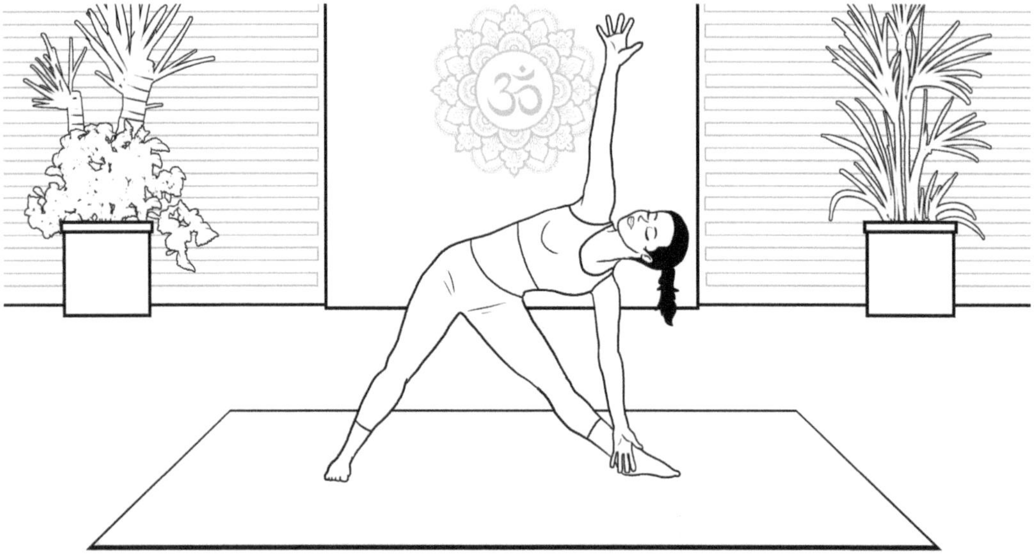

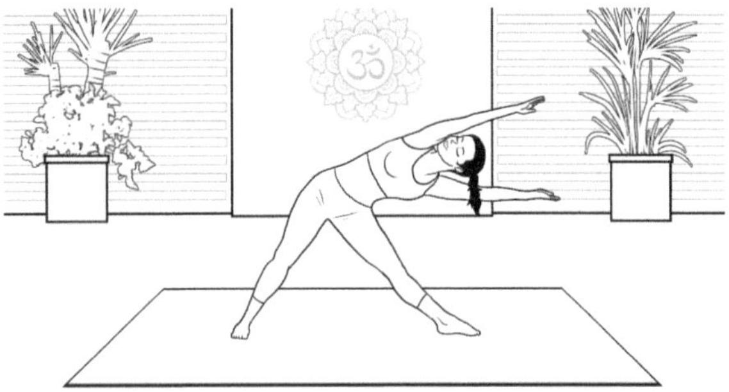

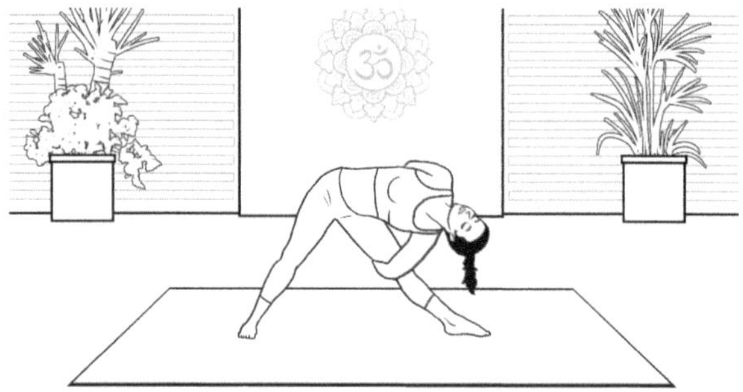

Utthita Trikonasana

Das Dreieck

Affirmation: „Ich fühle mich frei und bin zugleich tief geerdet"

Chakra: Alle

Körperliche Wirkung: Das Dreieck dehnt und kräftigt deine gesamte Bein-, Fuß- und Hüftmuskulatur. Sie verbessert deine Beweglichkeit, lockert die Wirbelsäule, vertieft deine Atmung und fördert die Verdauung. Zusätzlich stärkt sie Schultern und Nacken.

Mentale & Emotionale Wirkung: Utthita Trikonasana hebt die Laune. Sie verleiht dir Zuversicht und erdet gleichzeitig deinen Geist. Sie spricht alle Chakren an und reguliert so deine Lebensenergie Prana im ganzen Körper.

Kontraindikationen: Bei Fuß-, Knie,- Schulter- oder Nackenproblemen solltest du Trikonasana nicht üben.

Beschreibung:

- Starte in Tadasana. Setze die Hände an deine Hüften und mache mit dem rechten Fuß einen großen Schritt zurück.
- Drehe den hinteren Fuß 90 Grad nach außen auf und strecke den linken Arm auf Schulterhöhe nach vorne, den rechten nach hinten, aus.
- Aktiviere deine Körpermitte und ziehe den Nabel nach innen Richtung Wirbelsäule. Entspann die Schultern weg von den Ohren.
- Beuge nun deinen Oberkörper gerade über das vordere Bein und greife mit der linken Hand das linke Schienbein während du den rechten Arm lang nach oben ausstreckst.
- Wende deinen Blick nach oben zu deiner rechten Hand, wenn dein Nacken es zulässt. Sonst schaue entspannt nach vorne oder unten.
- Bleibe in der Asana für etwa 5-10 Atemzüge.
- Um aufzulösen richte deinen Oberkörper geführt vom gestreckten rechten Arm wieder auf.
- Setze die Hände wieder an die Hüfte, drehe den Winkel der Füße in die andere Richtung und übe die andere Seite.

Häufige Fehler & Tipps: Achte darauf, dass deine Beine gerade gestreckt, aber nicht überstreckt sind. Baue Spannung in deinem Zentrum auf, um ein Hohlkreuz zu vermeiden. Stelle dir beim Üben vor, das hinter dir eine Wand ist an die du dich anlehnst. Es sollte so wenig Gewicht wie möglich auf der Hand sein.

Variation/en:

- Strecke für mehr Aktivität in der Körpermitte den unteren Arm lang nach vorne aus.
- Komme in die geschlossene Variante, indem du den oberen Arm hinter deinem Rücken beugst und mit der anderen Hand unter deinem Bein hindurch das Handgelenk oder die Finger greifst.

Wissenswertes/Geschichte: Wegen ihrer positiven Auswirkungen auf den Körper wird Utthita Trikonasana gerne in fast jeder Yogastunde geübt. Besonders wertvoll macht sie dabei, dass sie alle Chakren gleichzeitig aktiviert und damit die Lebensenergie Prana wieder harmonisch im Körper zirkulieren kann.

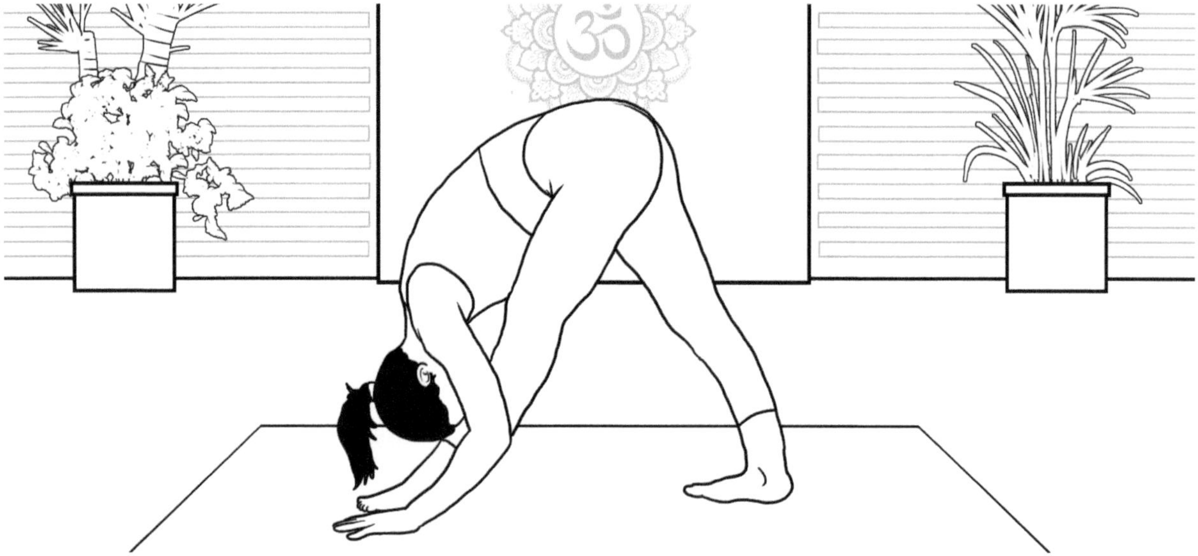

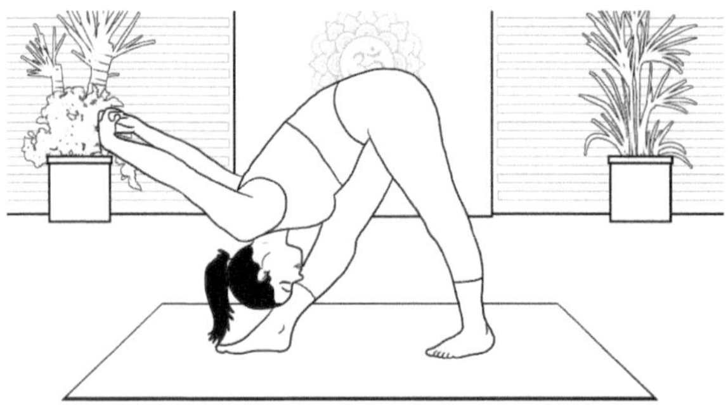

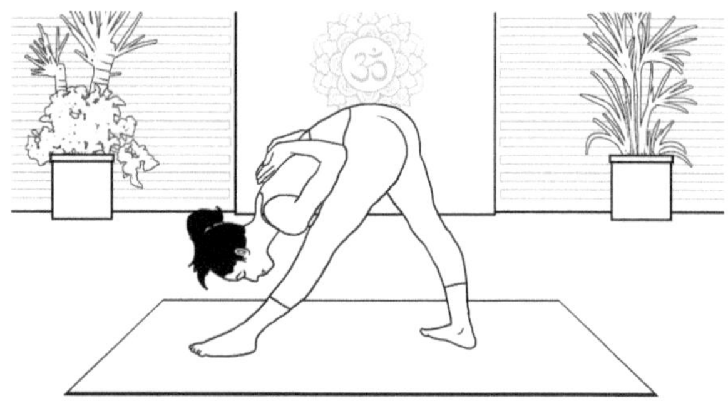

Parsvottanasana

Die Pyramide

Affirmation: „Ich bin stabil im Leben verwurzelt"

Chakra: Wurzel Chakra, Kronen Chakra

Körperliche Wirkung: Parsvottanasana dehnt und kräftigt deine gesamte Körperrückseite, massiert deine inneren Organe, regt deinen Energiefluss an und stärkt die Schultern.

Mentale & Emotionale Wirkung: Die Pyramide wirkt ausgleichend auf dein Nervensystem, stärkt deine Konzentration und erdet deinen Geist.

Kontraindikationen: Bei Bluthochdruck, Kopfschmerzen, oder Rückenproblemen solltest du Parsvottanasana nicht üben.

Beschreibung:

- Starte in Tadasana, die Füße sollten Hüftbreit stehen. Setz deine Hände an die Hüften und mache mit dem rechten Fuß einen Schritt zurück.

- Dreh den rechten Fuß ca. 45 Grad nach außen. Aktiviere deine Körpermitte und deine Beine. Deine Hüfte bleibt gerade nach vorn ausgerichtet.

- Strecke nun beide Arme mit der Einatmung nach oben aus und beuge dich dann mit der Ausatmung von der Hüfte aus geführt über deine linken Oberschenkel bis deine Hände den Boden berühren.

- Schiebe deine Hüfte tendenziell etwas mehr zurück und bringe so Länge in deine Wirbelsäule.

- Bleibe 3-5 Atemzüge in dieser Haltung und entspanne dich dabei immer tiefer in die Vorbeuge.

- Setze zum Auflösen deine Hände wieder an deine Hüften und komm mit geradem Rücken wieder zum Stehen. Tritt zurück in Tadasana und wiederhole die Asana auf der anderen Seite.

Häufige Fehler & Tipps: Achte darauf, dass deine Hüfte gerade ausgerichtet bleibt und deine Beine weder nach innen oder außen knicken und auch nicht überstreckt sind. Du kannst die Pyramide auch dynamisch ausführen, das heißt, du kommst mit jeder Einatmung mit geradem Rücken halb hoch, so dass du parallel zum Boden bist und lässt dich mit der Ausatmung wieder tief über deinen Oberschenkel sinken.

Variation/en:

- Verschränke deine Hände hinter dem Rücken und lass sie dich sanft noch tiefer in die Vorbeuge ziehen.

- Lege deine Hände im Rücken in Anjali Mudra, um so noch mehr Weite im Brustraum zu kreieren.

Wissenswertes/Geschichte: Die Pyramide symbolisiert im Yoga die feste und unvergängliche Basis die auch die echten Pyramiden Tausende von Jahren überdauern ließ. Regelmäßig geübt, schenkt sie auch dir ein festes Fundament und Sicherheit im Leben.

Umkehrhaltungen

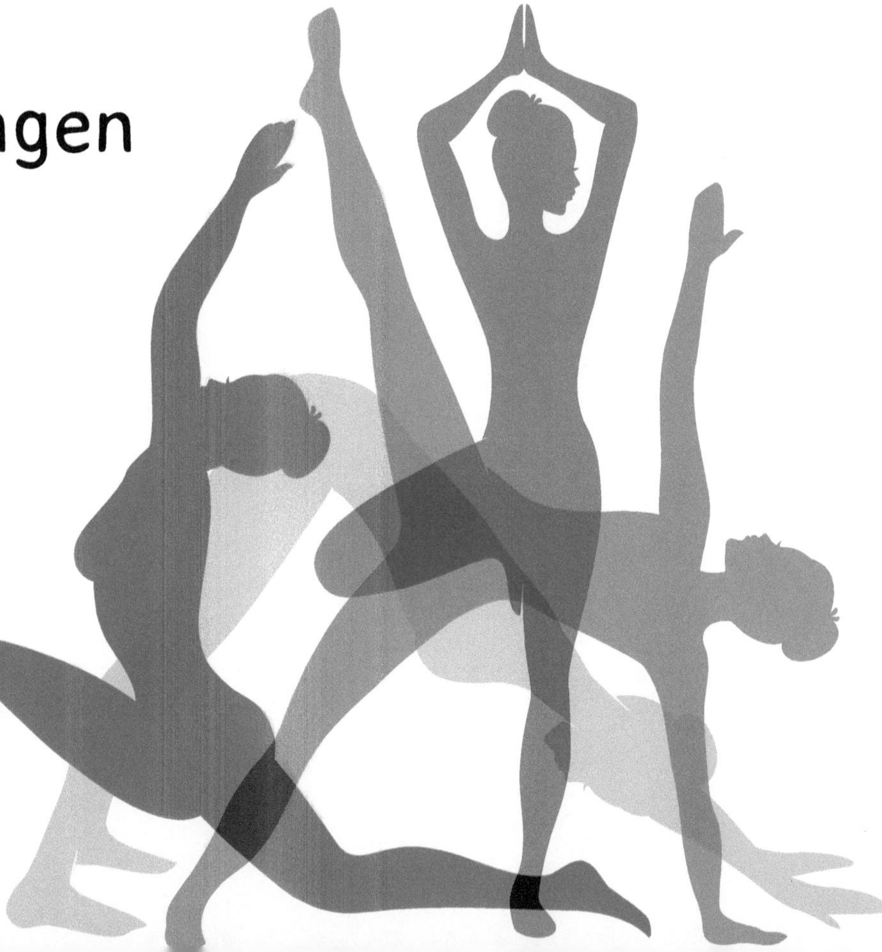

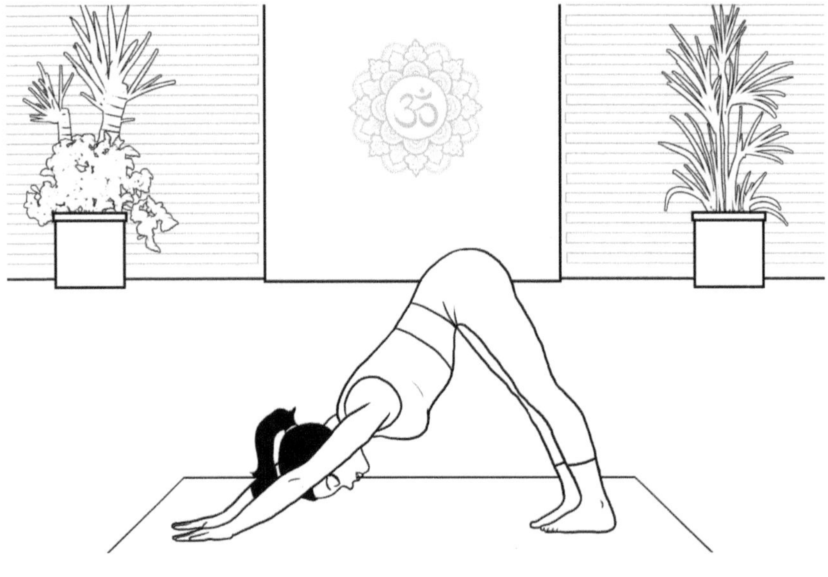

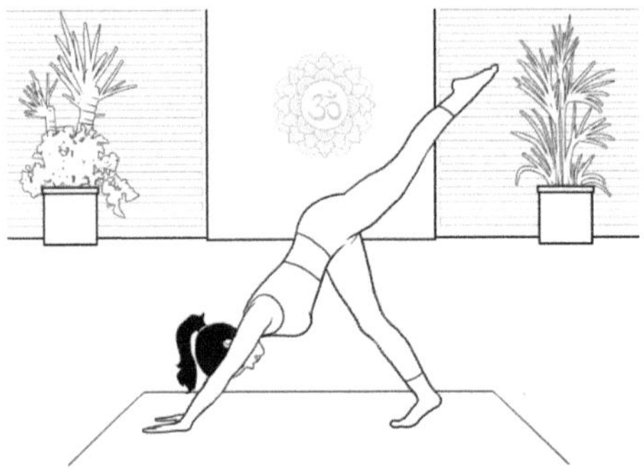

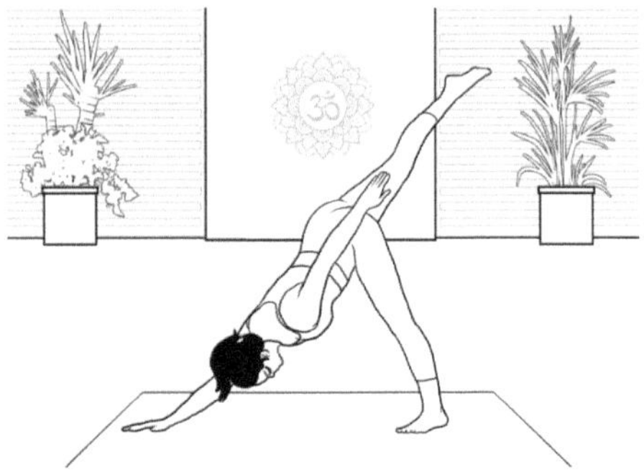

Adho Mukha Svanasana

Der herabschauende Hund

Affirmation: „Ich bin voll und ganz präsent im hier und jetzt"

Chakra: Wurzel Chakra, Herz Chakra

Körperliche Wirkung: Der herabschauende Hund dehnt deine gesamte Körperrückseite, öffnet und stärkt deine Schultern und wirkt entspannend auf deine Wirbelsäule.

Mentale & Emotionale Wirkung: Adho Mukha Svanasana hilft dir im gegenwärtigen Moment anzukommen, reduziert Stress und gleicht deinen Emotionen aus.

Kontraindikationen: Bei Beschwerden mit den Handgelenken, Ellenbogen oder Schultern, Kopfschmerzen oder Bluthochdruck solltest du den herabschauenden Hund nicht üben.

Beschreibung:

- Begib dich in den Vierfüßlerstand. Deine Hände sind dabei unter den Schultern und die Knie unter den Hüftknochen. Deine Zehen sind aufgestellt und dein Rücken gerade.
- Aktiviere nun deine Körpermitte indem du den Nabel zur Wirbelsäule ziehst.
- Atme ein und verankere deine Hände und Finger fest in der Matte.
- Atme aus und strecke deine Beine. Dein Po strebt dabei in Richtung Decke. Schiebe die Schultern weit weg von den Ohren und ziehe die Arme tendenziell eher zueinander. Dein Blick ist auf deine Füße gerichtet.
- Wenn deine Knie es zulassen, kannst du die Beine strecken und die Fersen zum Boden bringen. Sonst lasse deine Beine ruhig gebeugt und die Fersen in der Luft. Konzentriere dich auf die Länge im Rücken.
- Verbleibe hier für 3-5 Atemzüge.
- Zum Auflösen senke deine Knie wieder Richtung Matte in den Vierfüßlerstand.

Häufige Fehler & Tipps: Achte darauf, dass deine Füße parallel zueinander stehen und etwa hüftbreit auseinander sind und dass dein Rücken lang und gerade gestreckt ist.

Variation/en:

- Hebe für den dreibeinigen Hund mit der Einatmung ein Bein lang nach hinten und oben aus. Halte für 1-3 Atemzüge und wechsle dann die Seite.
- Um noch mehr Kraft aufzubauen kannst du im dreibeinigen Hund auch noch den jeweils gegenüberliegenden Arm seitlich am Körper ausstrecken.

Wissenswertes/Geschichte: Adho Mukha Svanasana ist eine der beliebtesten Yogapositionen und einer der Hauptbestandteile des Sonnengrußes. Auch wenn die Asana am Anfang sehr anstrengend ist, ist sie mit fortgeschrittener Yogapraxis eine sehr entspannende Haltung die du zum Pausieren in fordernderen Flows einnehmen kannst.

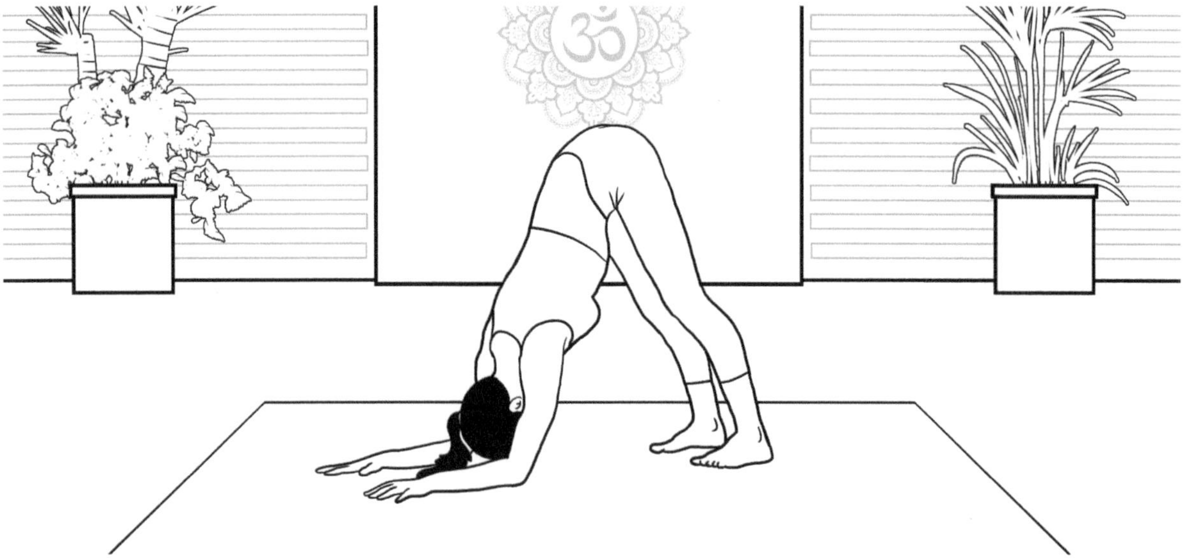

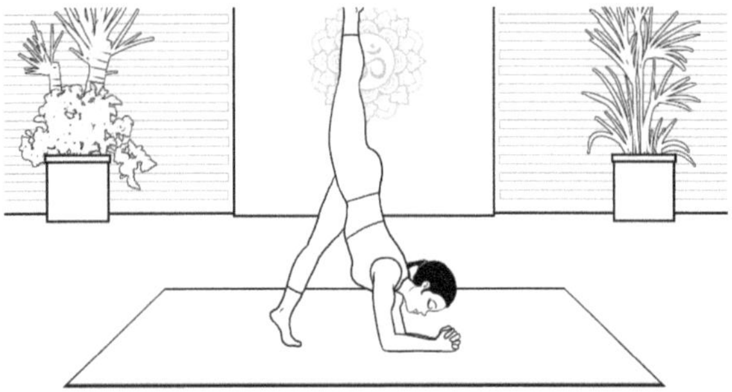

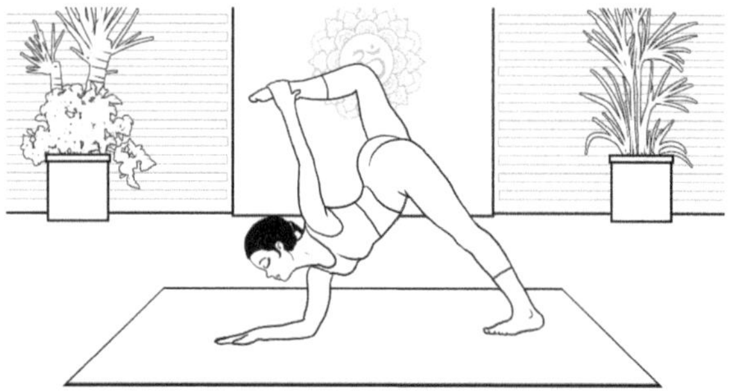

Shishumarasana

Der Delfin

Affirmation: „Ich bin flexibel und offen für Neues"

Chakra: Stirn Chakra

Körperliche Wirkung: Der Delfin dehnt deinen Rücken und kräftigt deine Oberarme, Schultern und Beine. Außerdem lindert sie Kopfschmerzen und wirkt sich positiv auf deine Verdauung aus.

Mentale & Emotionale Wirkung: Shishumarasana hilft dir die Welt aus einem anderen Blickwinkel zu sehen und stärkt deine Konzentration und dein Durchhaltevermögen.

Kontraindikationen: Bei Schulter- Hüft oder Fußproblemen solltest du Shishumarasana nicht üben.

Beschreibung:

- Beginne im Vierfüßlerstand. Deine Hände sind unter den Schultern und die Knie unter den Hüftknochen. Deine Zehen sind aufgestellt.
- Komme nun auf deine Ellenbogen und strecke die Unterarme und Finger nach vorne aus. Deine Ellenbogen sind unter deinen Schultern, dein Rücken ist gerade und deine Körpermitte aktiv.
- Atme ein paar Mal tief und ruhig ein und aus und stecke dann mit einer Ausatmung deine Beine. Dein Gesäß strebt nun Richtung Decke und dein Rücken ist lang.
- Du kannst deine Fersen zum Boden bringen, wenn du flexibel genug bist und deine Knie es zulassen. Sonst lass deine Beine einfach gebeugt. Fokussiere dich auf Stabilität in den Schultern und Länge in der Wirbelsäule.
- Bleib hier für 3-5 Atemzüge.
- Zum Auflösen bringst du deine Knie einfach wieder auf die Matte und kommst zurück in den Vierfüßlerstand.

Häufige Fehler & Tipps: Achte darauf, dass deine Hüfte gerade ausgerichtet und dein Rücken lang und gerade ist.

Variation/en:

- Verschränke deine Finger ineinander, so dass deine Unterarme ein Dreieck bilden. Strecke ein Bein nach hinten oben aus und atme ein paarmal tief ein und aus. Wiederhole nun mit dem anderen Bein.
- Um noch mehr Dehnung zu kreieren und deine Balance zu schulen, kannst du auch dein angehobenes Bein beugen und deinen Fuß hinter deinem Rücken greifen. Bringe hier Druck in deine Hand und atme ein paar Mal tief und lang in die Dehnung. Löse die Hand, senke den Fuß und wiederhole nun auf der andern Seite.

Wissenswertes/Geschichte: Shishumarasana ist eine klassische Übung, die dir hilft dich auf den Kopfstand vorzubereiten.

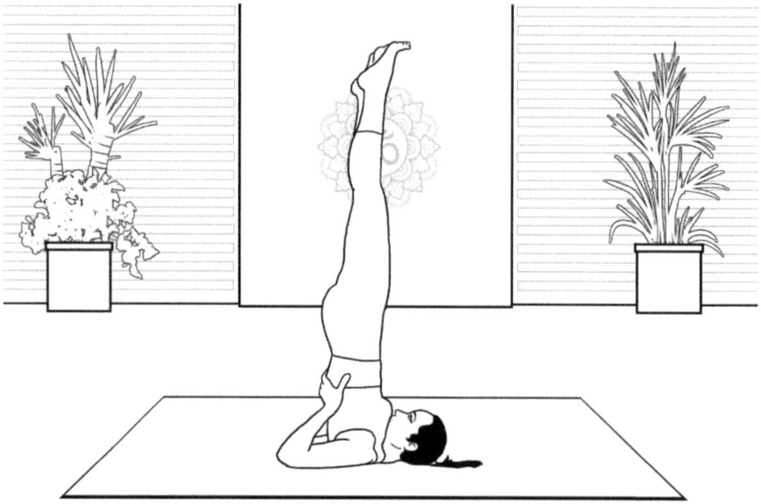

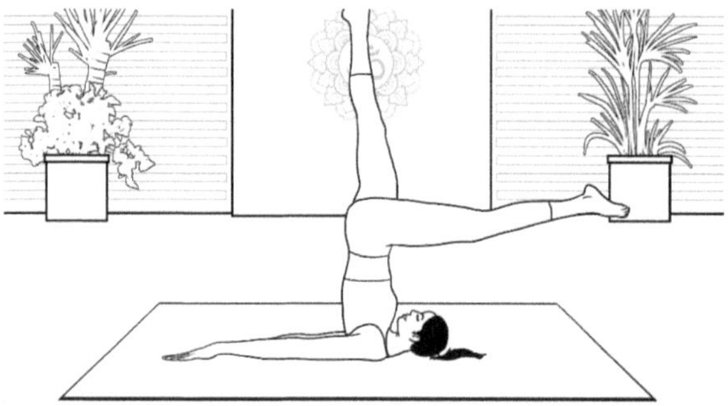

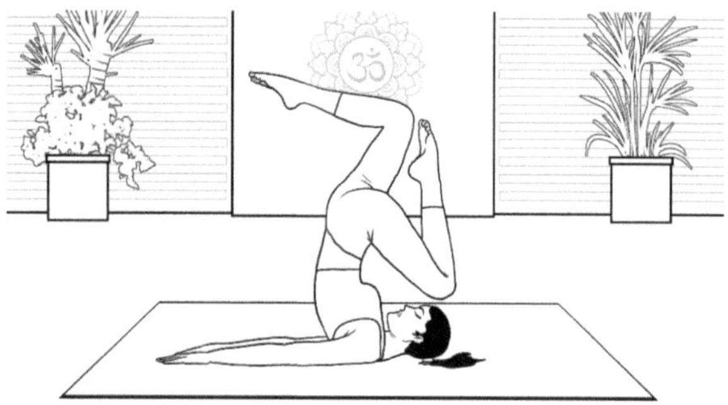

Sarvangasana

Der Schulterstand

Affirmation: „Ich bin leicht, frei und flexibel"

Chakra: Stirn Chakra, Hals Chakra

Körperliche Wirkung: Sarvangasana wirkt sich unterstützend auf deine Schilddrüse und dein Nervensystem aus. Sie wirkt entspannend und hilft gegen Ein- und Durchschlafprobleme. Außerdem reduziert sie Krampfadern, kräftigt die Atemmuskulatur, dehnt den Nacken und reguliert die Verdauung du regeneriert deine Lebensenergie Prana.

Mentale & Emotionale Wirkung: Der Schulterstand wirkt sehr zentrierend auf deinen Geist und beruhigt deine Emotionen. Sie kann dir außerdem helfen, Probleme aus einer neuen Perspektive zu betrachten und Ängste zu überwinden.

Kontraindikationen: Bei Bluthochdruck, Herzproblemen, Nackenbeschwerden, Augenproblemen, Menstruation, Schwangerschaft, Kopfschmerzen oder Nebenhöhlenentzündungen solltest du Sarvangasana nicht üben.

Beschreibung:

- Bitte achte darauf, dass du den Kopf im Schulterstand nicht drehen darfst, da du dich sonst verletzen kannst. Lass dich, falls du unsicher bist, lieber von einem Yogalehrer in die Asana einweisen und lies die Anleitung genau durch.
- Du liegst flach auf dem Rücken, deine Beine sind ausgestreckt und die Arme liegen an deinen Seiten mit den Handflächen nach unten.
- Aktiviere deine Körpermitte und atme ein paar Mal tief ein und aus.
- Hebe dann langsam und kontrolliert deine Beine über die Hüfte. Die Kraft dazu kommt aus deinen Bauch- und Rückenmuskeln und der Hebelkraft der Arme, die dabei satt in den Boden pressen. Keinesfalls solltest du versuchen dich hoch zu schwingen. Übe lieber zuerst das kontrollierte Anheben der Beine, bevor du weiter gehst.
- Hast du die Beine einmal stabil und kontrolliert in der Luft, stütze deinen Oberkörper mit den Händen am Rücken ab.
- Dein Gewicht sollte nun auf den Schultern liegen, damit du die Beine lang nach oben ausstrecken kannst. Der Rücken bleibt dabei gerade und deine Zehen streben Richtung Boden.
- Atme ruhig und tief in dieser Haltung und bleibe nur so lange, wie du problemlos Ein- und Ausatmen kannst. Bleibe am Anfang lieber kürzer und steigere dich langsam.
- Zum Auflösen senke deine Beine langsam und kontrolliert wieder ab während dein Rücken Wirbel für Wirbel wieder zum Boden kommt und deine Füße wieder auf der Matte sind.
- Bleibe für einige Atemzüge in Rückenlage liegen und übe dann gern noch einmal.

Häufige Fehler & Tipps: Du kannst am Anfang deinen Oberkörper leicht erhöht auf eine gefaltete Decke legen – die Schultern liegen an der Kante der Decke und der Kopf liegt etwas tiefer auf dem Boden. So wird deine Halswirbelsäule optimal entlastet. Drehe keinesfalls deinen Kopf, wenn du im Schulterstand bist und achte auf eine langsame und kontrollierte Ausführung.

Variation/en:

Wenn du dich sicher fühlst, kannst du entweder jeweils ein Bein nach vorne über den Kopf ausstrecken oder beugen, so das dein Knie Richtung Gesicht strebt.

Wissenswertes/Geschichte: Um in den Genuss der positiven Eigenschaften von Sarvangasana zu kommen, kannst du deine Beine auch einfach in Rückenlage entlang einer Wand nach oben ausstrecken und dir eventuell ein dickes Kissen unter die Hüfte legen. Vor allem abends vor dem Schlafengehen hilft dir dies, dich zu entspannen und dein Nervensystem auszugleichen. Sarvangasana wird wegen ihrer vielfältigen Wirkungen auch die Königin der Asanas genannt.

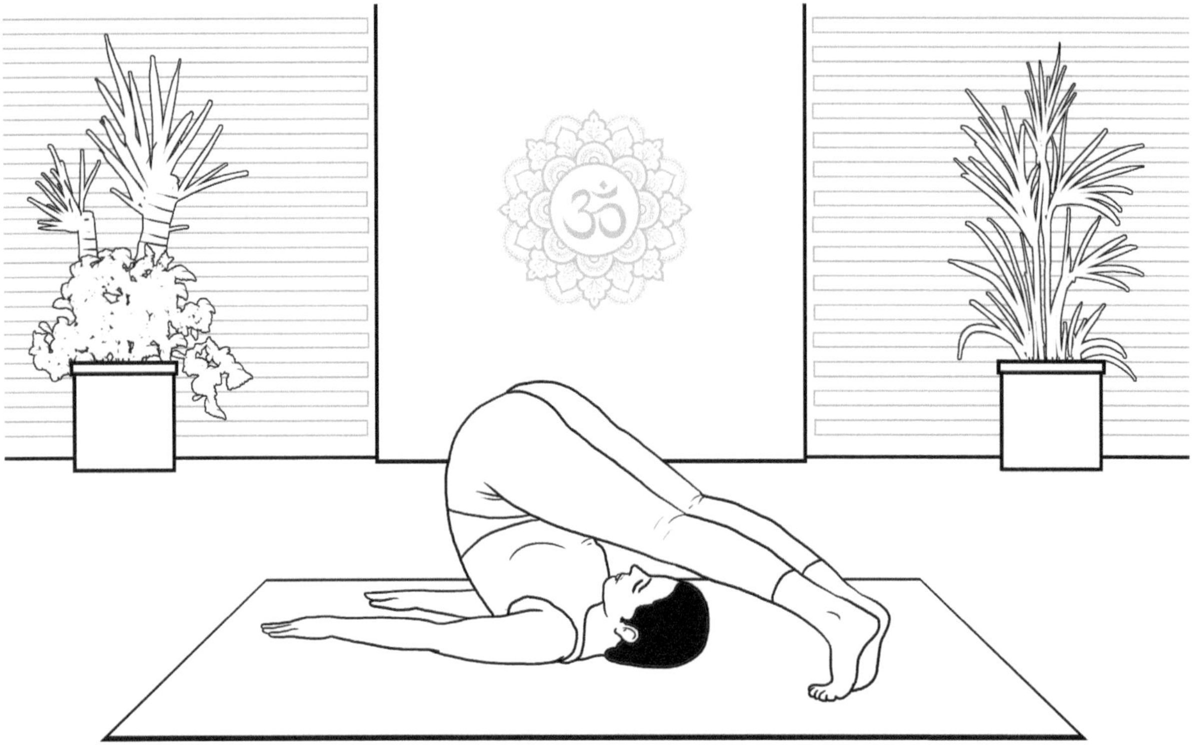

Halasana

Der Pflug

Affirmation: „Ich entspanne mich in meine Kraft"

Chakra: Solarplexus Chakra, Hals Chakra

Körperliche Wirkung: Der Pflug dehnt und kräftigt deinen Rücken und deine Beine, massiert deine inneren Organe und harmonisiert deine Schilddrüse.

Mentale & Emotionale Wirkung: Halasana wirkt entspannend auf deinen Geist und regulierend auf deine Emotionen.

Kontraindikationen: Bei Probleme mit Nacken und Schultern, Rückenbeschwerden, Wirbelsäulenverletzungen, Hoher Blutdruck, Kopfschmerzen, Menstruation und Schwangerschaft solltest du den Pflug nicht üben.

Beschreibung:

- Um Halasana zu üben, solltest du zuerst sicher im Schulterstand sein. Auch in Halasana darfst du deinen Kopf nicht drehen, um Verletzungen zu vermeiden.

- Komme zuerst in Sarvangasana, den Schulterstand.

- Von hier lasse mit der Ausatmung deine gestreckten Beine langsam und kontrolliert hinter deinen Kopf zum Boden sinken bis deine Zehen den Boden berühren.

- Du kannst deine Hände als Unterstützung am Rücken lassen oder lang am Boden ausstrecken. Die Handflächen zeigen nach unten und pressen satt in den Boden.

- Atme hier tief und ruhig. Bleibe so lange du entspannt Ein- und Ausatmen kannst. Übe am Anfang eher kürzer und steigere dich langsam.

- Zum Auflösen bringe deine Beine langsam und kontrolliert zurück in die Luft und rolle dann wie in Sarvangasana langsam Wirbel für Wirbel zum Boden zurück.

- Bleibe noch für einige Atemzüge in Rückenlage und praktiziere wenn du magst anschließend Matsyasana – den Fisch – als Gegenbewegung.

Häufige Fehler & Tipps: Du kannst am Anfang einen Stuhl zu Hilfe nehmen, wenn du noch nicht mit den Füssen bis zum Boden kommst. Achte darauf, dass deine Beine aktiv und gestreckt sind, dass dein Nacken lang ist, dein Kopf gerade, das Kinn zur Brust zeigt und kein Gewicht auf deiner Halswirbelsäule liegt.

Wissenswertes/Geschichte: Lasse dir auch den Pflug lieber zuerst von einem Yogalehrer zeigen, falls du unsicher bist. Einen ähnlichen Effekt wie der Pflug hat übrigens Paschimottanasana, die sitzende Vorbeuge.

Rückbeugen

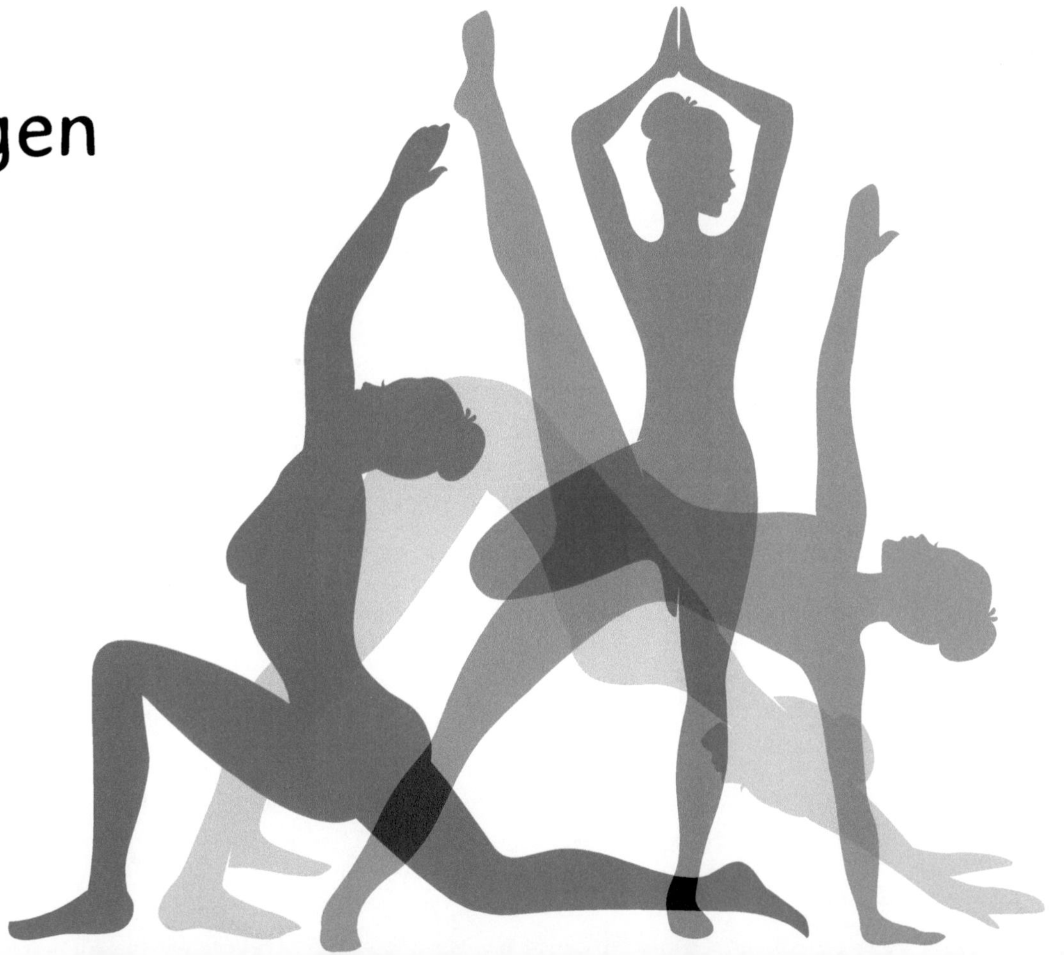

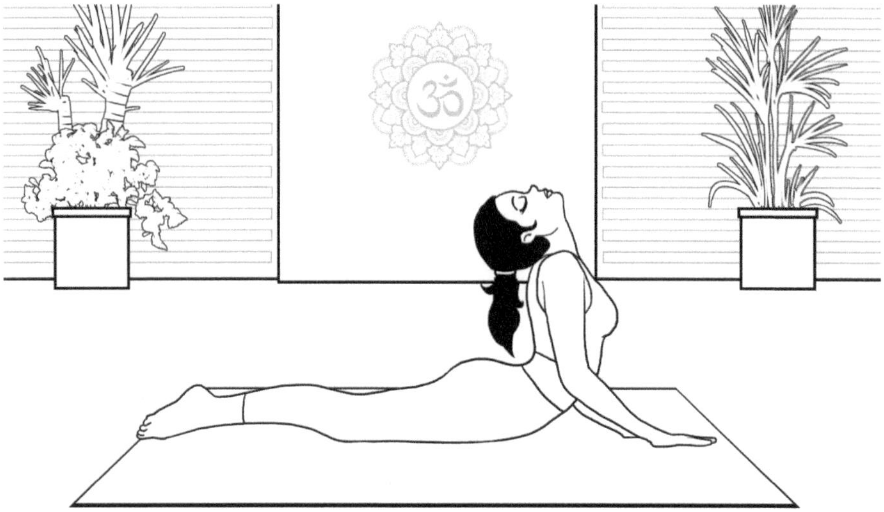

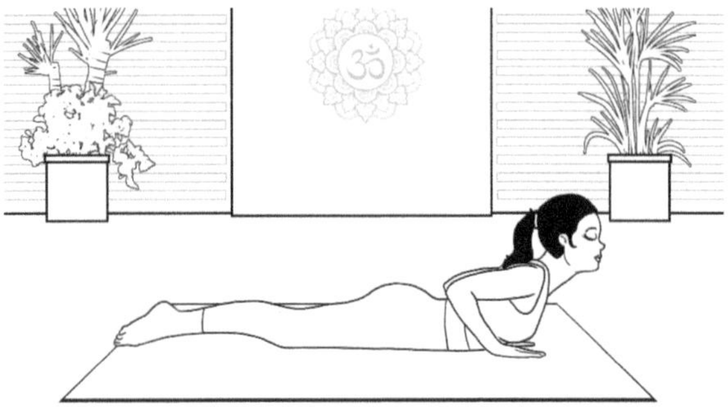

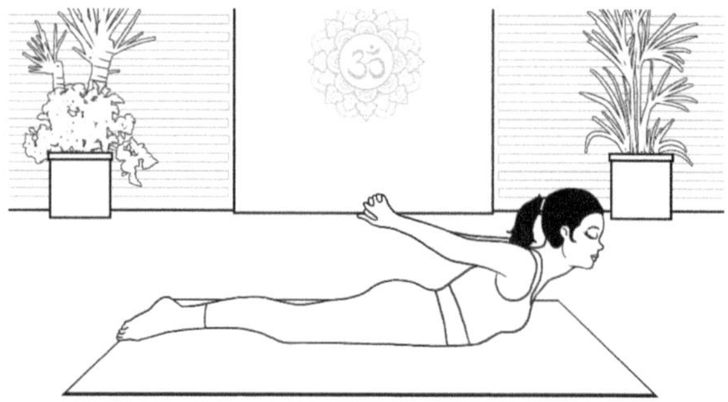

Bhujangasana

Die Kobra

Affirmation: „Mein Herz ist offen und strahlt vor Freude und Energie"

Chakra: Solarplexus Chakra, Herz Chakra

Körperliche Wirkung: Die Kobra hilft dir vor allem bei Rückenbeschwerden durch zu viel Sitzen. Sie harmonisiert die Verdauung, massiert die inneren Organe und dehnt Brust, Schultern und Rücken.

Mentale & Emotionale Wirkung: Bhujangasana hilft bei Müdigkeit und schenkt dir Selbstvertrauen und Lebensfreude.

Kontraindikationen: Bei Rückenverletzungen, Schwangerschaft, Problemen in den Handgelenken, Ellenbogen oder Schultern solltest du die Kobra nicht üben.

Beschreibung:

- Lege dich auf den Bauch, die Stirn zum Boden, die Hände liegen mit den Handflächen nach unten neben deinem Brustkorb unter deinen Schultern, deine Beine sind gestreckt und die Fußrücken liegen auf dem Boden auf.

- Deine Ellenbogen sind gebeugt und die Oberarme ziehen aktiv zu deinem Brustkorb. Spreize deine Finger, atme ein, aktiviere deine Körpermitte indem du den Nabel zur Wirbelsäule ziehst, rolle deine Schultern zurück und hebe aus der Kraft deines Rückens deinen Oberkörper an.

- Presse dein Schambein in den Boden, halte die Schultern weg von den Ohren und hebe deinen Brustkorb an. Wenn dein Nacken es zulässt, geht dein Blick nach oben Richtung Decke. Ansonsten schaue geradeaus oder leicht nach unten.

- Atme etwa 10 Mal tief und ruhig ein und aus.

- Rolle deinen Oberkörper zum Auflösen wieder zurück Richtung Matte, bis deine Stirn den Boden berührt und bleibe für einige Atemzüge in Bauchlage.

- Wiederhole die Asana bis zu 5 Mal.

Häufige Fehler & Tipps: Achte darauf, dass deine Schultern entspannt und weit weg von den Ohren sind. Außerdem sollte so wenig Gewicht wie möglich auf deinen Armen liegen, sondern die Kraft aus dem Rücken kommen.

Variation/en:

- Für die kleine Kobra hebst du deinen Oberkörper nur etwa 45 Grad an, der Nacken ist gerade und dein Blick geht nach unten. Gerade am Anfang reicht es, wenn du erst einmal die kleine Kobra übst, um Flexibilität und Kraft in deinem Rücken aufzubauen.

- Um deinen Brustkorb noch weiter zu öffnen, kannst du die Hände vom Boden lösen und hinter dem Rücken verschränken. Deine Arme sind dabei aktiv und gestreckt, um noch mehr Weite in deinem Herzraum zu kreieren.

Wissenswertes/Geschichte: Die Kobra ist als Bestandteil des Sonnengrußes eine der Basispositionen im Yoga und fehlt fast in keiner Yogastunde.

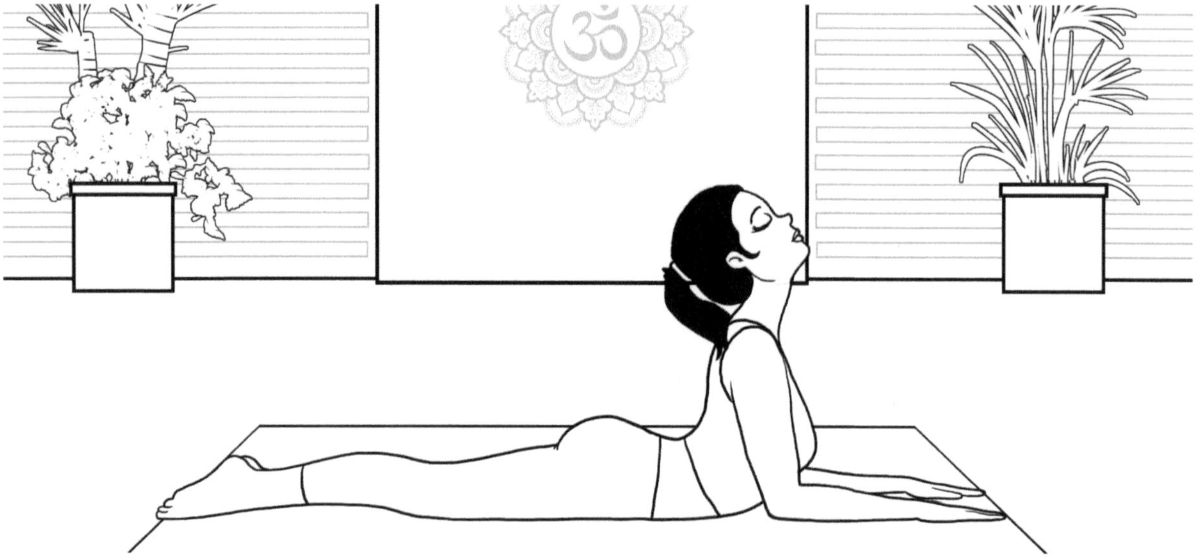

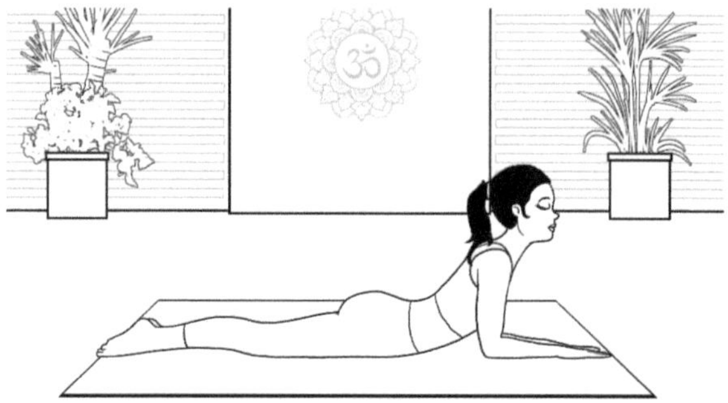

Ardha Bhujangasana

Die Sphinx

Affirmation: „Ich bin entspannt und voller Freude"

Chakra: Herz Chakra, Hals Chakra, Stirn Chakra

Körperliche Wirkung: Ardha Bhujangasana dehnt sanft deine Körpervorderseite, den unteren Rücken, die Leisten und Hüfte. Sie öffnet deine Brust und entspannt Schultern und Nacken.

Mentale & Emotionale Wirkung: Die Sphinx regt den Fluss deiner Lebensenergie Prana an, entspannt deinen Geist, hebt deine Stimmung und gleicht deine Emotionen aus.

Kontraindikationen: Bei Bandscheibenvorfall, Beschwerden in Nacken, Schultern oder Ellenbogen solltest du die Sphinx nicht üben.

Beschreibung:

- Du liegst auf dem Bauch auf deiner Matte, deine Stirn zeigt zum Boden. Platziere die Ellenbogen unter den Schultern, die Hände zeigen nach vorn, die Handflächen nach unten.

- Deine Beine sind ausgestreckt und geschlossen, deine Fußrücken zeigen nach unten.

- Aktiviere dein Körperzentrum und verankere dein Schambein im Boden, indem du es satt in die Matte presst.

- Hebe nun mit der Einatmung deinen Oberkörper aus der Kraft deines Rückens sanft an. Die Schultern streben weg von den Ohren, die Arme liegen satt an deinem Oberkörper an und dein Blick geht nach oben in Richtung Decke um deinen Herzraum zu öffnen.

- Bleibe hier für 5-10 Atemzüge und entspanne dich möglichst in die Haltung hinein.

- Zum Auflösen rollst du einfach deinen Oberkörper wieder Richtung Matte und bleibst für einige Atemzüge in der Bauchlage liegen.

- Wiederhole die Position bis zu 5 Mal.

Häufige Fehler & Tipps: Achte darauf, dass deine Schultern möglichst entspannt und weit weg von den Ohren sind. Dein gesamter Körper sollte zwar aktiv aber gleichzeitig möglichst entspannt und deine Beine gestreckt sein.

Variation/en:

Um deinen Nacken zu entlasten lass deine Rücken gerade und den Blick schräg nach unten gerichtet.

Wissenswertes/Geschichte: Vor allem während der Menstruation ist Ardha Bhujangasana eine sehr wohltuende Haltung. Sie hilft gegen Krämpfe und entspannt die Gebärmutter und den unteren Rücken. Auch ihre stimmungsaufhellende Wirkung empfinden viele Frauen als besonders positiv während der Periode.

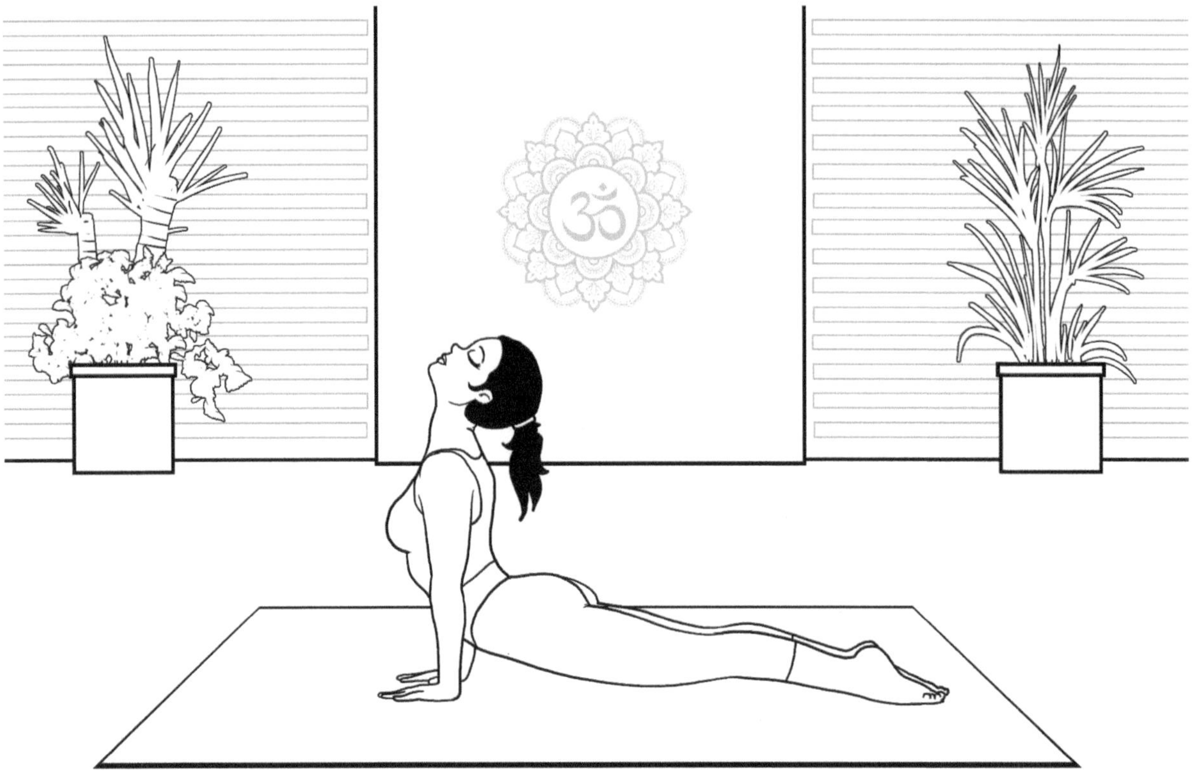

Urdhva Mukha Svanasana

Heraufschauender Hund

Affirmation: „Ich bin entspannt und unerschütterlich"

Chakra: Solarplexus Chakra, Herz Chakra

Körperliche Wirkung: Urdhva Mukha Svanasana kräftigt und dehnt deinen Rücken, stärkt Arme, Schultern und die Atemmuskulatur und öffnet deinen Brustraum. Außerdem wirkt sie sich positiv auf Herz und Hüften aus.

Mentale & Emotionale Wirkung: Der heraufschauende Hund erhellt deine Stimmung, klärt deinen Geist und richtet ihn positiv aus. Sie balanciert deine Emotionen und schenkt dir Zuversicht und Kraft auch in schwierigen Situationen.

Kontraindikationen: Bei Verletzungen an Handgelenken, Schultern, Ellenbogen oder Rücken und in der Schwangerschaft solltest du Urdhva Mukha Svanasana nicht üben.

Beschreibung:

- Du startest in der Bauchlage. Deine Beine sind zusammen und lang nach hinten ausgestreckt, die Fußrücken liegen am Boden.

- Platziere deine Hände unter den Schultern und spreize deine Finger. Deine Arme streben zum Oberkörper und dein Körperzentrum ist aktiv.

- Strecke mit der Einatmung deine Arme und hebe den Oberkörper gerade vom Boden weg. Dein Blick geht nach vorne, dein Nacken ist gerade.

- Hebe nun noch deine Knie und Oberschenkel vom Boden ab, während deine Beine immer noch gestreckt und die Fußrücken am Boden sind.

- Atme hier tief ein und aus. Rolle dabei deine Schultern zurück, so dass dein Brustkorb offen bleibt.

- Rolle zum Auflösen deinen Oberkörper wieder zurück auf die Matte oder komm in den herabschauenden Hund, Adho Mukha Svanasana.

Häufige Fehler & Tipps: Achte darauf, dass du genug Spannung in deinem Körper hast, so dass dein Becken und deine Schultern nicht durchhängen. Deine Schultern sollten außerdem weit weg von den Ohren sein.

Wissenswertes/Geschichte: Urdhva Mukha Svanasana – oder heraufschauender Hund – ist das Gegenstück zu Adho Mukha Svanasana, dem herabschauenden Hund, und genauso wie ihre Schwester eine der Basishaltungen im Yoga. Beide sind übrigens tatsächlich nach dem Hund benannt, der sich genüsslich streckt.

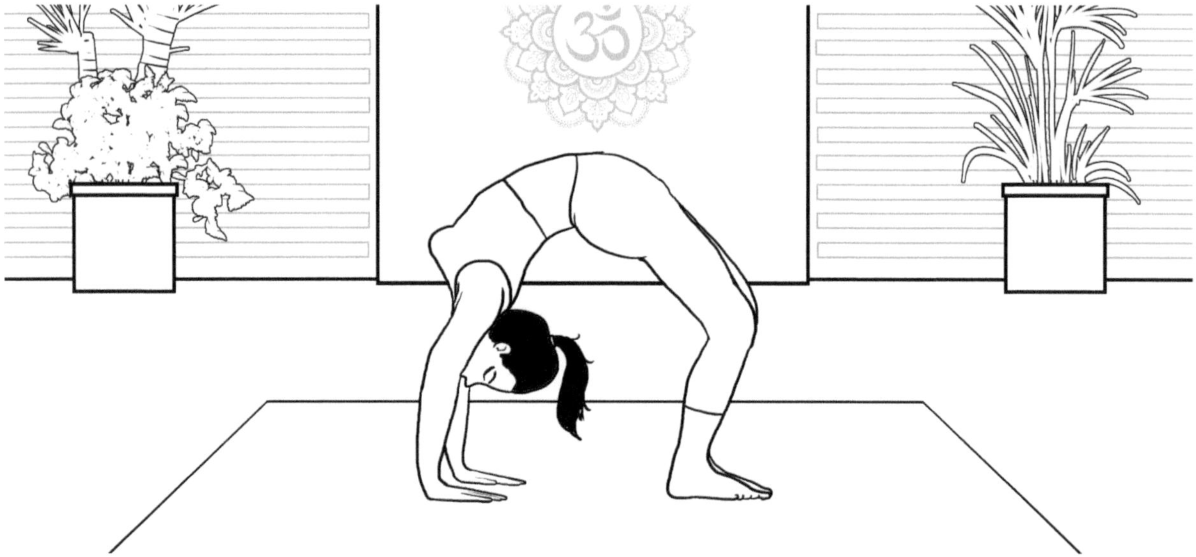

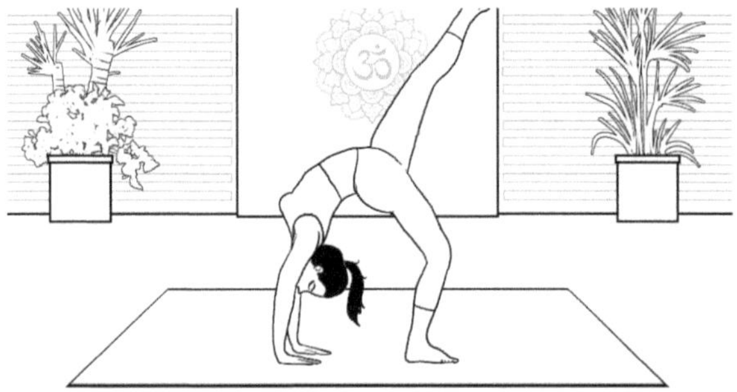

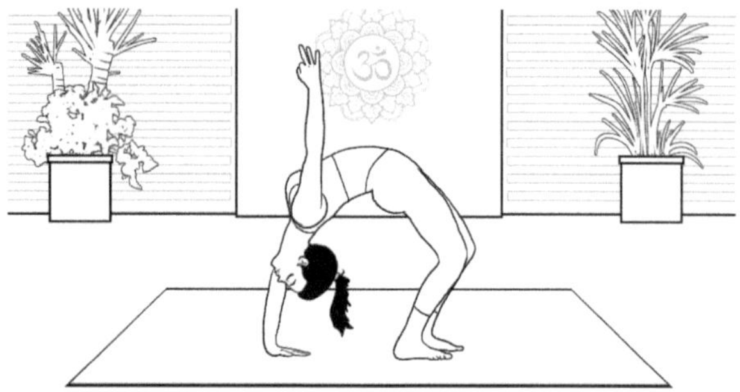

Chakrasana

Das Rad

Affirmation: „Mein Herz ist offen, ich bin mutig und stark"

Chakra: Solarplexus Chakra, Herz Chakra

Körperliche Wirkung: Das Rad ist eine intensive Rückbeuge und dehnt deine gesamte Vorderseite, die Oberschenkel, Schultern und Nacken. Außerdem massiert sie deine inneren Organe, vertieft die Atmung und wirkt verjüngend auf den ganzen Körper.

Mentale & Emotionale Wirkung: Chakrasana klärt deinen Geist, stärkt dein Durchsetzungsvermögen und deine Willenskraft.

Kontraindikationen: Bei Verletzungen der Wirbelsäule, Knie, Handgelenke, Schultern oder Nacken sowie bei Bluthochdruck und in der Schwangerschaft solltest du Chakrasana nicht üben.

Beschreibung:

- Da Chakrasana eine intensive Rückbeuge ist, solltest du dich vorher gut aufwärmen. Geeignet dazu sind die Kobra, Krieger I und II und die Schulterbrücke.
- Starte in Rückenlage. Setz deine Füße hüftbreit und so nah wie möglich an deinem Gesäß auf.
- Setze nun deine Hände auf Höhe deiner Ohren über den Schultern auf den Boden auf. Deine Finger zeigen in Richtung deiner Füße, deine Finger sind gut aufgespreizt.
- Atme einmal tief ein und aus, aktiviere deine Körpermitte und verankere Hände und Füße satt im Boden.
- Atme ein und hebe mit der Kraft deiner Arme deinen Oberkörper vom Boden ab, bis dein Scheitel den Boden berührt. Es sollte aber kein Gewicht auf deinem Kopf lagern.
- Falls du noch ungeübt bist, kann es schon reichen, wenn du für einige Atemzüge hier verweilst und dich dann langsam zurück rollst.
- Wenn du weiter gehen möchtest wandere mit deinen Händen und den Füssen noch ein Stück weiter zusammen und drücke dann deinen gesamten Körper hinauf.
- Mache deine Arme und Beine so lang wie möglich und entspanne deinen Nacken. Atme tief, ruhig und gleichmäßig weiter.
- Zum Auflösen heb deine Fersen an und komme auf die Zehenspitzen. Beuge deine Arme ein wenig zurück, bring dein Kinn zur Brust und rolle von hier langsam und kontrolliert Wirbel für Wirbel zurück auf die Matte.
- Lasse deine Knie zusammenfallen und verweile einen Moment in Rückenlage um die Haltung abzuschließen.

Häufige Fehler & Tipps: Achte darauf, dass du für das Rad gut aufgewärmt bist. In der Haltung dürfen deine Arme und Knie nicht auseinanderdriften. Da Chakrasana sehr anregend wirkt solltest du sie nicht vor dem Schlafengehen üben.

Variation/en:

Sobald du dich im Rad sicher fühlst, kannst du entweder ein Bein oder einen Arm langsam und kontrolliert anheben.

Wissenswertes/Geschichte: Chakrasana ist nicht nur eine intensive Rückbeuge, sondern auch eine halbe Umkehrhaltung. So hilft dir Chakrasana buchstäblich, die Welt aus einem anderen Blickwinkel zu betrachten.

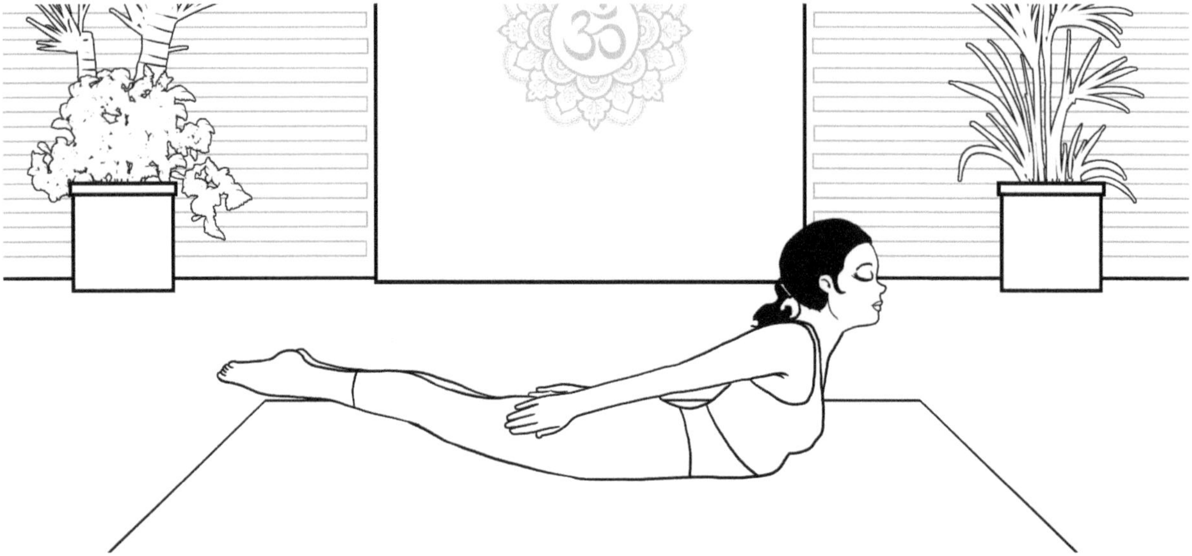

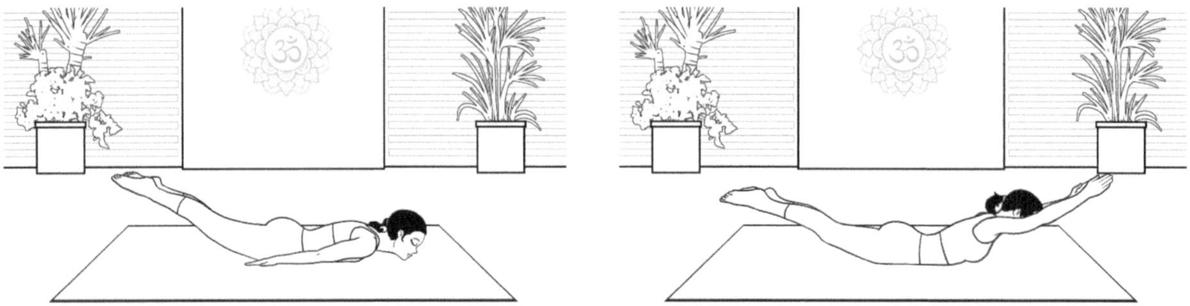

Shalabhasana

Die Heuschrecke

Affirmation: „Ich bin entspannt und leicht"

Chakra: Solarplexus Chakra, Herz Chakra

Körperliche Wirkung: Shalabhasana kräftigt deinen gesamten Rücken, dehnt deine Körpervorderseite und massiert deine inneren Organe. Sie reguliert deine Verdauung, löst Verspannungen im unteren Rücken und stärkt deine Arme und Beine.

Mentale & Emotionale Wirkung: Die Heuschrecke hilft dir Stress und negative Emotionen abzubauen. Sie wirkt energetisierend und stärkt dein Selbstbewusstsein.

Kontraindikationen: Bei Verletzungen der Wirbelsäule, Kopfschmerzen und während der Schwangerschaft solltest du Shalabhasana nicht üben.

Beschreibung:

- Starte in Bauchlage. Deine Beine sind lang nach hinten ausgestreckt und deine Arme liegen seitlich an deinem Körper, die Handflächen zeigen nach oben.

- Atme ein paar Mal tief ein und aus, aktiviere deine Körpermitte und hebe dann mit der Einatmung und aus der Kraft deines Rückens Beine, Arme, Oberkörper und Kopf von der Matte ab.

- Deine Füße streben zueinander, dein Schambein presst satt in die Matte, dein Nacken ist lang und gerade und deine Arme sind lang nach hinten ausgestreckt.

- Bleibe entweder für 10-20 tiefe und ruhige Atemzüge in der Haltung oder führe sie dynamisch aus, indem du den Körper jeweils mit der Ausatmung auf die Matte senkst und mit der Einatmung wieder anhebst.

- Verweile zum Auflösen für einige Atemzüge in Bauchlage und wiederhole die Übung gern noch einmal.

Häufige Fehler & Tipps: Achte bei Shalabhasana darauf, des deine Beine zueinander ziehen und nicht auseinanderfallen. Außerdem ist es wichtig, dass dein Blick Richtung Boden geht, damit dein Nacken lang bleibt und nicht überstreckt.

Variation/en:

- Um genug Kraft im unteren Rücken aufzubauen, kannst du die Heuschrecke auch mit den Armen am Boden üben. Dafür liegen deine Arme seitlich neben dir, deine Handflächen pressen satt in den Boden und wirken so als Hebel.

- Um noch mehr Kraft aufzubauen kannst du deine Arme in der Heuschrecke auch lang nach vorne ausstrecken.

Wissenswertes/Geschichte: Shalabhasana ist relativ simpel und trotzdem – oder gerade deshalb – die beste Übung für alle, die viel am Schreibtisch sitzen und Probleme im unteren Rücken haben. Die Verletzungsgefahr in der Heuschrecke ist sehr gering, denn im Gegensatz zu anderen Rückbeugen in denen du dich tendenziell überstrecken könntest, benutzt du in Shalabhasana ausschließlich die Kraft deines Rückens.

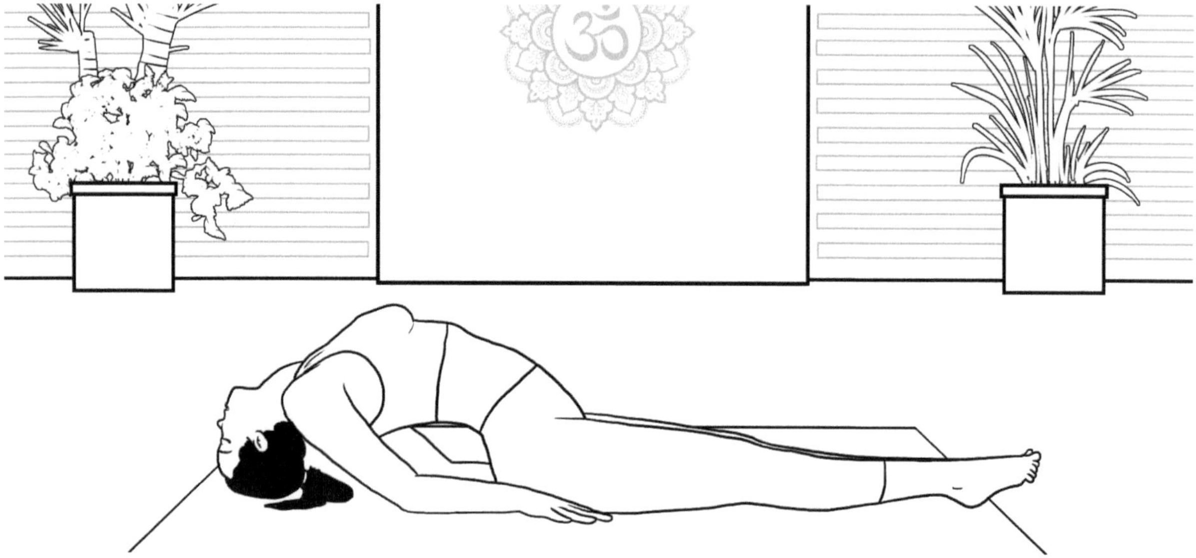

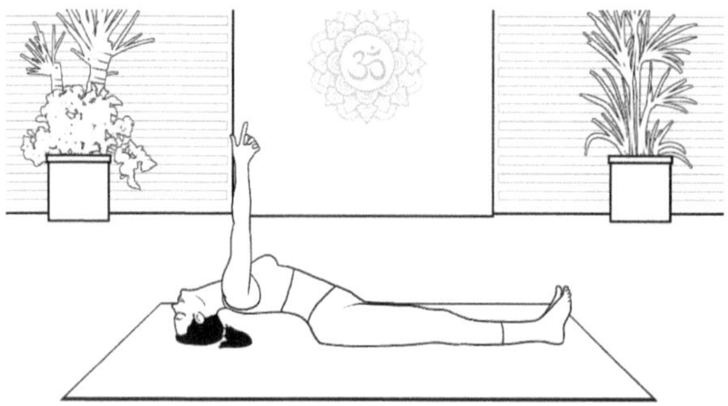

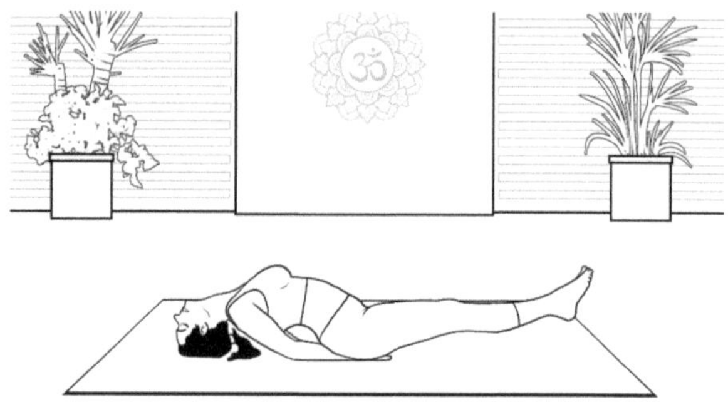

Matsyasana

Der Fisch

Affirmation: „Ich fühle mich frei und bin offen für Neues"

Chakra: Herz Chakra, Hals Chakra

Körperliche Wirkung: Der Fisch dehnt deine gesamte Körpervorderseite, kräftigt deinen Rücken, die Schultern und den Nacken. Außerdem weitet sie den Brustkorb, öffnet die Kehle, vertieft die Atmung, unterstützt die Schilddrüse und kann Menstruationsbeschwerden lindern.

Mentale & Emotionale Wirkung: Matsyasana entspannt deinen Geist und schenkt dir durch die Öffnung im Herzraum Freude und Leichtigkeit. Außerdem stärkt Matsyasana dein Selbstbewusstsein und unterstützt deinen authentischen Ausdruck.

Kontraindikationen: Bei Kopfschmerzen, Bluthochdruck, Verletzungen der Wirbelsäule, Nacken- oder Schulterproblemen solltest du den Fisch nicht üben.

Beschreibung:

- Starte in Rückenlage. Stelle deine Füße auf und bringe deine Hände unter dein Gesäß, die Handflächen zeigen nach unten, die Ellenbogen bleiben schulterbreit.
- Strecke nun die Beine wieder aus, mache deine Füße lang, deine Fußspitzen berühren sich, und schiebe dich kontrolliert hoch auf die Ellenbogen.
- Hebe deinen Oberkörper mit der Einatmung noch ein wenig höher und entspanne deinen Nacken, dein Blick geht nach hinten.
- Halte deine Körpermitte aktiv und lagere dein Gewicht auf den Ellenbogen.
- Bleibe für 10-15 Atemzüge hier.
- Zum Auflösen bringe dein Kinn wieder etwas weiter zur Brust und rolle langsam Wirbel für Wirbel zurück auf die Matte.
- Bleibe einen Moment in Rückenlage und übe Matsyasana dann gerne noch einmal.

Häufige Fehler & Tipps: Achte darauf, dass dein Gewicht auf den Ellenbogen liegt und deine Beine nicht auseinander fallen. Du kannst deinen Scheitel auch auf der Matte ablegen, jedoch sollte kein Gewicht auf deinem Kopf liegen.

Variation/en:

- Wenn du genug Kraft im Rücken hast, das du den Scheitel ablegen kannst, ohne Gewicht darauf zu haben, kannst du die Arme lang im nach oben ausstrecken. Deine Hände kannst du dabei verschränken und die Zeigefinger lang ausstrecken, die Fingerkuppen berühren sich.
- Um noch mehr Kraft im unteren Rücken aufzubauen kannst du die Beine geschlossen anheben.

Wissenswertes/Geschichte: Der Fisch wirkt besonders befreiend und öffnend auf deinen Geist und deinen Körper. Gerade wenn du viel am Schreibtisch sitzt, hilft dir der Fisch deinen Rücken zu entspannen und zu lösen.

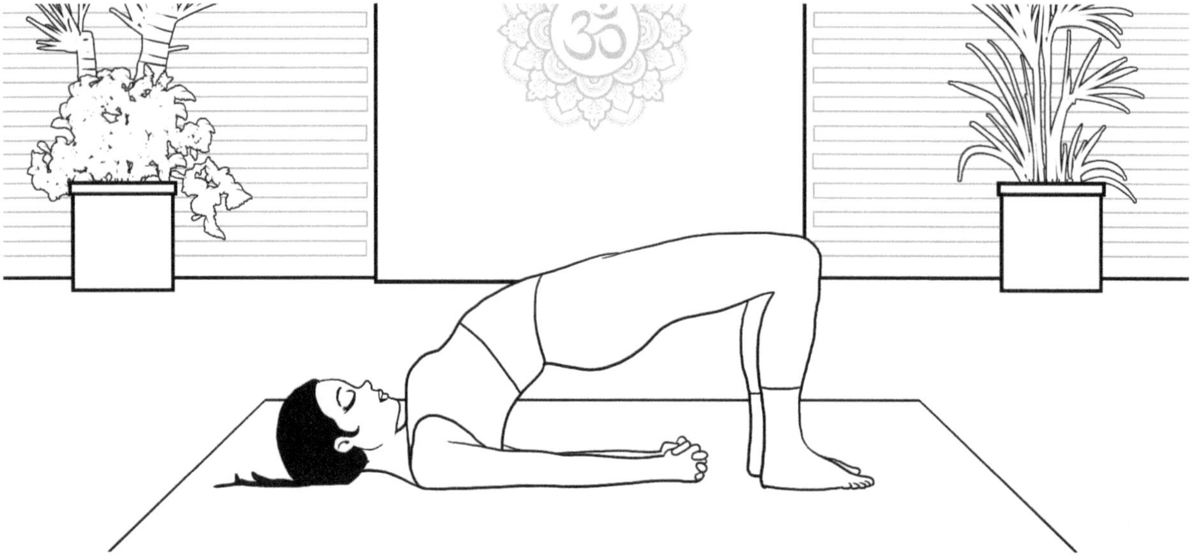

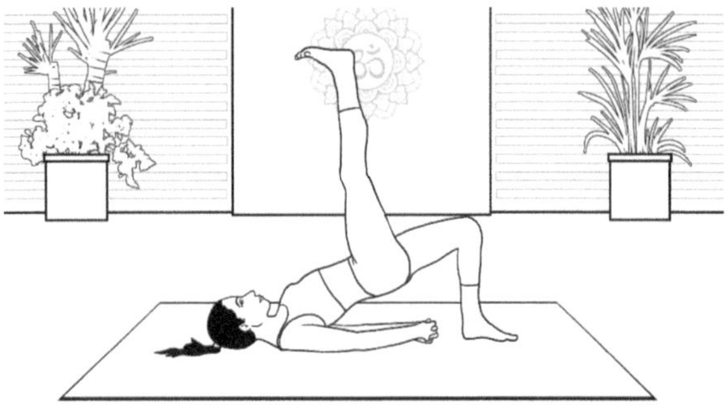

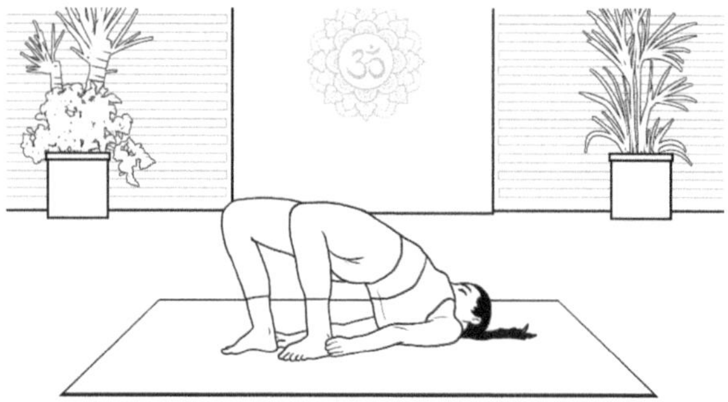

Setu Bandha Sarvangasana

Die Schulterbrücke

Affirmation: „Ich bin vom Leben getragen"

Chakra: Herz Chakra, Hals Chakra

Körperliche Wirkung: Setu Bandha Sarvangasana stärkt deinen Rücken und die Oberschenkel und hält deine Wirbelsäule flexibel. Sie öffnet deinen Herzraum, dehnt die Brustmuskeln, Schultern und die Körpervorderseite und vertieft die Atmung.

Mentale & Emotionale Wirkung: Die Schulterbrücke wirkt anregend auf deinen Geist und kann dir helfen Ängste zu überwinden. Sie fördert Mut und Gelassenheit, gleicht deine Lebensenergie Prana aus und beruhigt dein Nervensystem.

Kontraindikationen: Bei Nacken-, Schulter und Knieverletzungen, Kopfschmerzen, Bluthochdruck und Augenerkrankungen sowie im 3. Schwanger-schafts-trimester solltest du die Schulterbrücke nicht üben.

Beschreibung:

- Starte in Rückenlage. Stelle deine Füße möglichst nah am Gesäß auf. Deine Arme liegen lang ausgestreckt seitlich an deinem Körper. Die Handflächen zeigen nach unten.

- Atme ein paar Mal tief ein und aus, aktiviere deine Körpermitte in dem du den Nabel zur Wirbelsäule ziehst und presse deine Hände und Füße satt in die Matte.

- Hebe nun aus der Kraft deines Rückens deine Hüfte an. Dein Nacken bleibt dabei lang, die Schultern streben weit weg von den Ohren und das Brustbein kommt zum Kinn.

- Entweder verbleibe hier oder bring deine Hände hinter dem Rücken zusammen indem du die Schultern hin und her ruckelst und die Finger verschränkst. Schieb deine Hüft noch ein Stück höher und atme tief und gleichmäßig ein und aus.

- Verbleibe hier für 5-10 Atemzüge. Dein Becken strebt während der ganzen Zeit tendenziell nach oben, deine Knie nach vorn und zueinander.

- Zum Auflösen ruckle deine Arme wieder auseinander und rolle mit dem Ausatmen Wirbel für Wirbel zurück auf die Matte.

- Lass die Knie zusammenfallen und bleibe für einige Atemzüge ruhig in Rückenlage. Wiederhole die Asana dann gern noch einmal.

Häufige Fehler & Tipps: Du solltest während du Setu Bandha Sarvangasana übst den Kopf nicht mehr drehen. Achte außerdem darauf, dass deine Knie nicht auseinanderfallen und die Schultern nicht zu nah an den Ohren sind.

Variation/en:

- Hebe um deinen Rücken noch mehr zu kräftigen mit der Einatmung ein Bein an und senke es mit der Ausatmung wieder ab. Wiederhole mit dem anderen Bein. Du kannst das Bein auch jeweils für 3-5 Atemzüge in der Luft behalten.

- Um deine Frontseite noch mehr zu öffnen, wandere mit den Händen näher zu deinem Gesäß und greife deine Fußgelenke. Atme tief in die Dehnung deiner Brust und des Bauches hinein und entspanne deinen Rücken und den Nacken.

Wissenswertes/Geschichte: Du kannst die Schulterbrücke auch dynamisch üben, indem du mit dem Einatmen das Becken anhebst und mit dem Ausatmen kontrolliert wieder ablegst. Stell dir dabei deine Wirbelsäule wie eine Perlenkette vor, die Perle für Perle aufgehoben oder abgelegt wird.

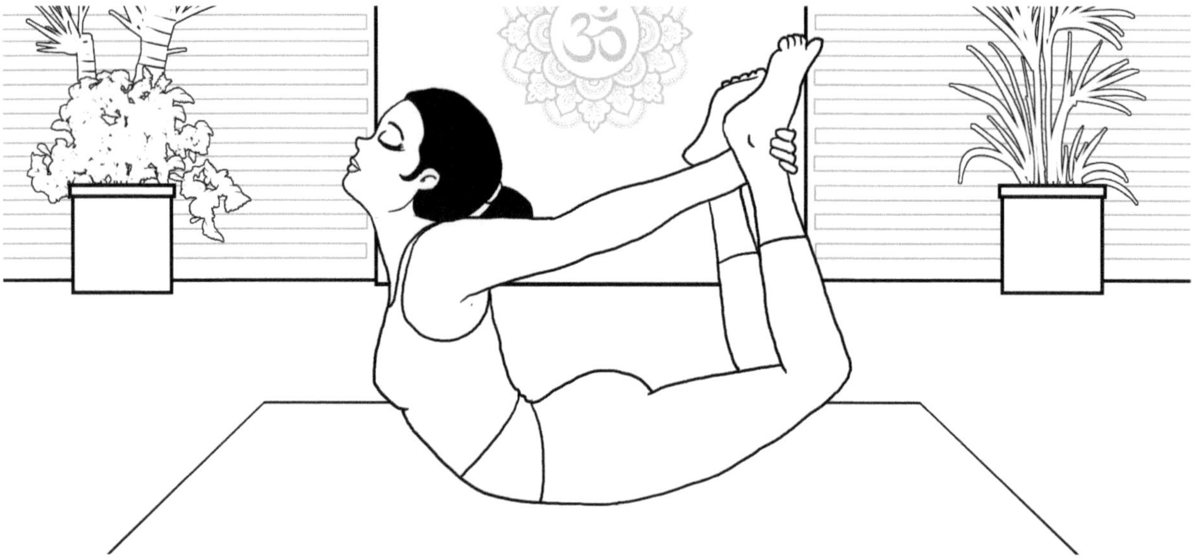

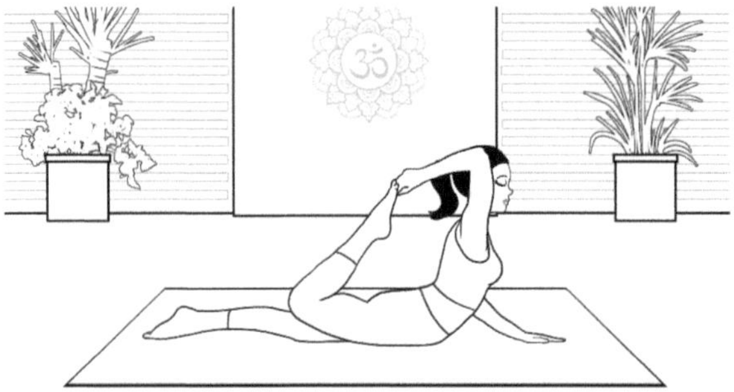

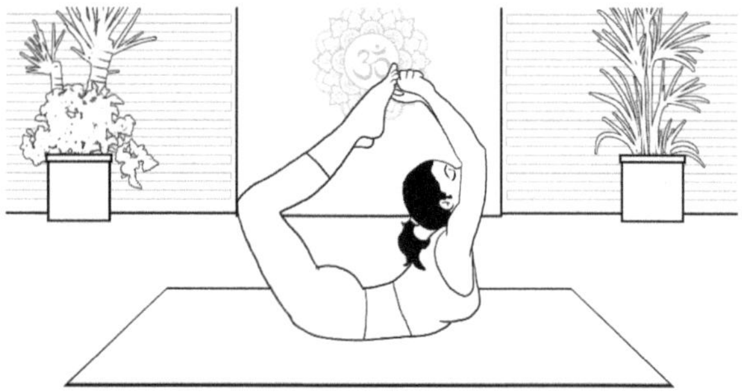

Dhanurasana

Der Bogen

Affirmation: „Ich bin ganz und gar in Frieden mit mir"

Chakra: Solarplexus Chakra, Herz Chakra, Hals Chakra

Körperliche Wirkung: Der Bogen dehnt und öffnet deine Körpervorderseite, deine Brust und die Schultern, hält die Wirbelsäule flexibel, massiert die inneren Organe und unterstützt die Atmung.

Mentale & Emotionale Wirkung: Dhanurasana hebt deine Stimmung, schenkt dir Selbstvertrauen und steigert und harmonisiert den Fluss deiner Lebensenergie Prana.

Kontraindikationen: Bei Verletzungen der Wirbelsäule, Schulter-, Hüft- oder Nackenproblemen, Schlafstörungen oder in der Schwangerschaft solltest du den Bogen nicht üben.

Beschreibung:

- Starte in Bauchlage. Atme ein paar Mal tief und ruhig ein und aus. Aktiviere deine Körpermitte und presse dein Schambein in die Matte.
- Beuge mit der Einatmung deine Knie und greife deine Fußgelenke.
- Verankere noch einmal bewusst dein Schambein in der Matte und drücke dann deine Füße in die Hände, so dass deine Schultern gedehnt werden, dein Oberkörper sich von der Matte abhebt und du dich wie ein Bogen aufspannst.
- Deine Knie streben zueinander und deine Schultern ziehen weit weg von den Ohren.
- Halte die Spannung und atme 3-5 Mal tief ein und aus.
- Lasse zum Auflösen dein Fußgelenke los und rolle dich langsam und kontrolliert zurück auf die Matte.
- Entspanne dich für einige Atemzüge in Bauchlage und übe Dhanurasana dann gerne noch einmal.

Häufige Fehler & Tipps: Achte darauf, dass dein Nacken gerade ist und dein Blick nach schräg unten geht. Außerdem sollten deine Knie nicht auseinanderdriften.

Variation/en:

- Für den halben Bogen beugst du jeweils nur ein Bein und greifst es mit der Hand derselben Seite, während das andere Bein und der andere Arm am Boden entlang ausgestreckt bleiben. Gerade am Anfang kannst du so deine Flexibilität steigern, um in den ganzen Bogen zu kommen.
- Wenn du sehr flexibel bist, kannst du statt deiner Fußgelenke auch deine Zehen von oben greifen und so noch mehr Aktivität und Spannung in den Bogen bringen.

Wissenswertes/Geschichte: Wenn deine Beckenknochen eher empfindlich sind, kannst du dir zur Entlastung eine gefaltete Decke oder ein Kissen unter die Hüfte legen.

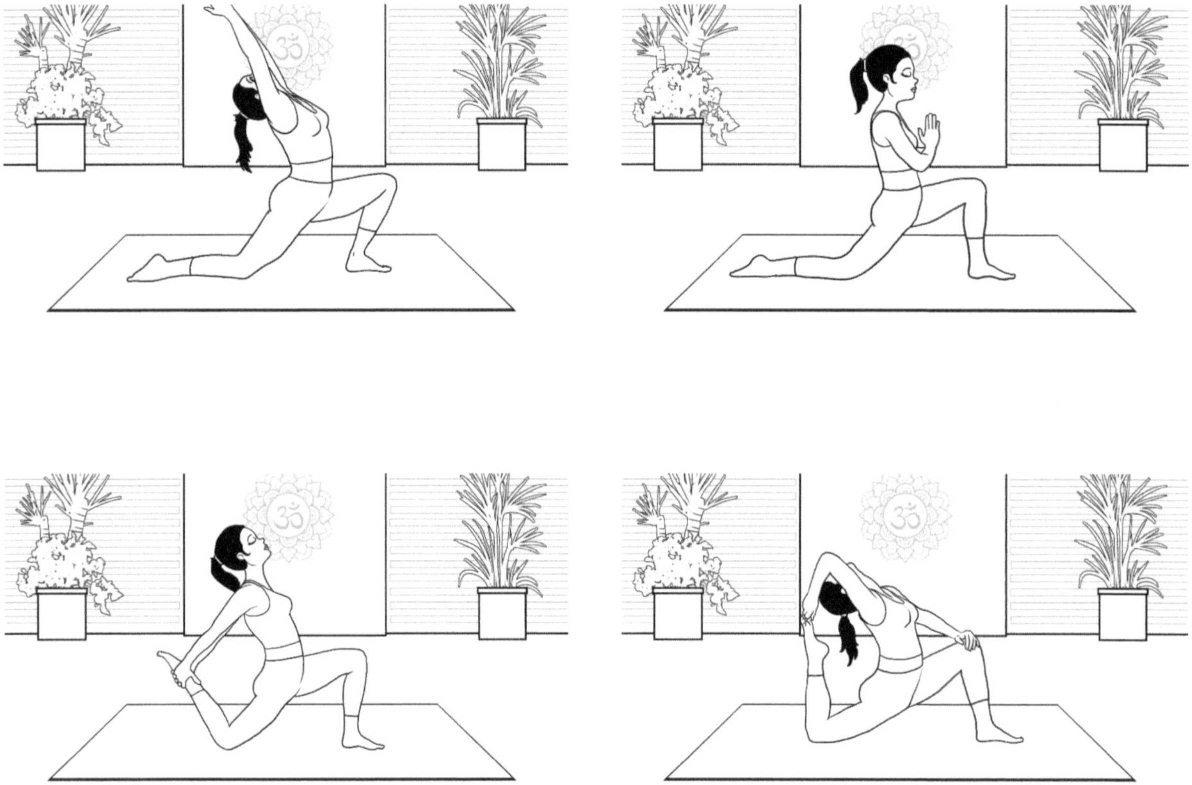

Anjaneyasana

Der Halbmond

Affirmation: „Ich gehe stark und mutig in die Zukunft"

Chakra: Wurzel Chakra, Herz Chakra

Körperliche Wirkung: Anjaneyasana öffnet deine Hüften, die Brust und die Schultern. Sie kräftigt die Beine, das Gesäß, unterstützt die Atmung und dehnt die Bauchmuskeln.

Mentale & Emotionale Wirkung: Der Halbmond stärkt deinen Geist, schenkt dir Zuversicht, Vertrauen und Mut.

Kontraindikationen: Bei Problemen mit dem Rücken, Schultern oder Nacken sowie Bluthochdruck oder Herzproblemen solltest du Anjaneyasana nicht üben.

Beschreibung:

- Starte in Tadasana. Setze die Hände an die Hüften und mache mit dem rechten Fuß einen großen Schritt zurück.

- Lege nun dein rechtes Knie und den Fußrücken auf der Matte ab. Wenn du empfindliche Knie hast, kannst du dir eine gefaltete Decke oder ein Kissen unterlegen.

- Beuge das vordere Bein. Das Knie steht dabei senkrecht über dem Fußgelenk.

- Aktiviere dein Körperzentrum, indem du deinen Bauchnabel zur Wirbelsäule und das Schambein nach oben ziehst.

- Löse nun die Hände von den Hüften und strecke sie lang über vorne nach oben aus.

- Ziehe dich mit dem Einatmen noch einmal lang nach oben und beuge dich mit dem Ausatmen noch weiter zurück, dein Blick geht Richtung Decke.

- Halte die Position für 3-5 Atemzüge.

- Bringe zum Auflösen deine Hände zurück an die Hüfte, hebe das hintere Knie an und strecke das vordere Bein. Tritt zurück in Tadasana und wiederhole die Übung mit der anderen Seite.

Häufige Fehler & Tipps: Achte darauf, dass deine Hüfte gerade nach vorne ausgerichtet ist, dass dein Knie nicht nach außen oder innen fällt und das dein Körperzentrum stabil bleibt damit du im Rücken nicht einknickst.

Variation/en:

- Um deinen Rücken und deine Schultern nicht zu sehr anzustrengen, kannst du die Hände auch im Anjali Mudra vor der Brust zusammenbringen.

- Für eine tiefe Dehnung des Oberschenkelmuskels hebe den hinteren Fuß an, greife das Fußgelenk und gib mit dem Bein Druck in die Handfläche.

- Wenn du flexibel genug bist, kannst du auch den Arm über deinen Kopf zurückbringen und von dort deinen Fuß greifen. Der andere Arm kann entweder mit nach hinten gehen oder ruht auf dem vorderen Knie.

Wissenswertes/Geschichte: Der Halbmond ist eine sehr vielseitige Rückbeuge mit der du dich sehr gut auf andere, tiefere Rückbeugen wie das Rad, den Bogen oder das Kamel vorbereiten kannst.

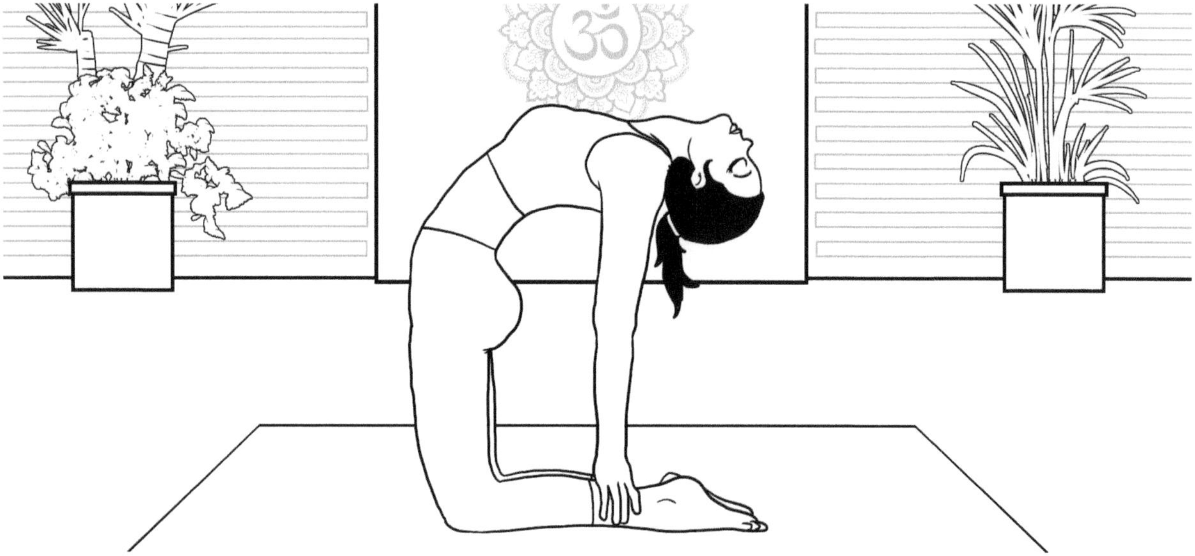

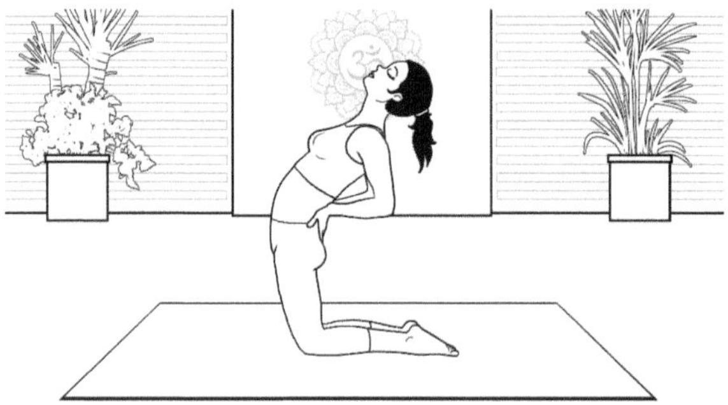

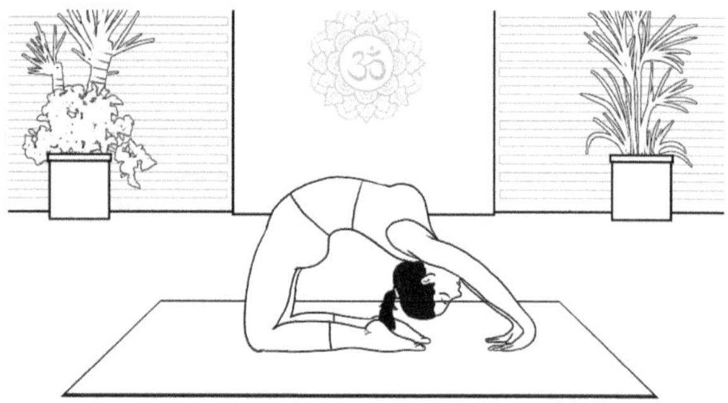

Ustrasana

Das Kamel

Affirmation: „Ich bin in Liebe mit mir"

Chakra: Sakral Chakra, Herz Chakra

Körperliche Wirkung: Das Kamel öffnet und dehnt die Schultern, den Brustraum und die Körpervorderseite. Sie stärkt die Oberschenkel und fördert eine tiefe Atmung. Außerdem hält sie die Wirbelsäule flexibel und beweglich.

Mentale & Emotionale Wirkung: Das Kamel ist eine sehr anregende Asana. Sie aktiviert deine Lebensenergie Prana, wirkt stimmungsaufhellend und gegen Stress und Müdigkeit.

Kontraindikationen: Bei Schlafstörungen, Nacken- oder Rückenproblemen sowie bei Kopfschmerzen solltest du Ustrasana nicht üben.

Beschreibung:

- Starte im Fersensitz Vajrasana. Atme ein paar Mal tief ein und aus, setze die Hände an die Hüften, hebe dein Gesäß an bis du aufrecht kniest und stelle die Zehen auf.
- Lege jetzt deine Handflächen auf deinen unteren Rücken. Deine Fingerspitzen zeigen nach oben in Richtung Schultern und deine Ellenbogen nach hinten in Richtung Mattenende.
- Rolle hier deine Schultern zurück und öffne so deinen Herzraum. Dein Blick geht nach oben Richtung Decke, dein Nacken ist entspannt und die Schultern streben weg von den Ohren.
- Wenn du gerade anfängst Ustrasana zu üben, kann es schon reichen, wenn du für einige Atemzüge hier bleibst.
- Wenn du weitergehen möchtest, wandere mit deinen Händen zunächst auf die Rückseiten der Oberschenkel. Atme hier noch einmal in die Dehnung der Körpervorderseite und lass deinen Rücken weich werden.
- Von hier aus kannst du mit deinen Händen deine Fußgelenke greifen und die Fußrücken flach auf die Matte bringen.
- Bleibe für 3-5 Atemzüge hier und genieß die tiefe Dehnung.
- Zum Auflösen der Asana wanderst du mit deinen Händen zurück zum untern Rücken und rollst deinen Oberkörper mit der Einatmung kontrolliert zurück in eine aufrechte Position.
- Lass dich zurück in den Fersensitz sinken und entspanne hier für einige Atemzüge.
- Wiederhole die Haltung gerne noch einmal.

Häufige Fehler & Tipps: Achte darauf, dass deine Schultern nicht zu nah an den Ohren sind, deine Hüfte gerade ausgerichtet bleibt und du nicht ins Hohlkreuz fällst. Übe lieber zuerst mit den Händen am unteren Rücken dich aus dem oberen Rücken zurückzubeugen. Wenn du empfindliche Knie hast, kannst du dir zur Polsterung eine gefaltete Decke unterlegen oder deine Matte umklappen.

Variation/en:

- Für eine sanftere Version lege die Fußrücken von Anfang an auf der Matte auf und lege deine Hände am unteren Rücken ab. Genieße Ustrasana hier für 10-20 Atemzüge.
- Wenn du sehr flexibel bist, kannst du mit den Händen auch von den Fersen weg Richtung Mattenkante wandern. Wärme dich für so eine tiefe Rückbeuge immer entsprechend gut auf.

Wissenswertes/Geschichte: Nach dem Kamel kannst du ganz besonders gut in Balasana, dem Kind, entspannen. Ustrasana ist eine vielseitige Rückbeuge die es dir erlaubt deine Grenzen sanft zu testen und zu erweitern und ist damit eine gute Vorbereitung für herausfordernde Rückbeugen wie Chakrasana, das Rad, oder Dhanurasana, den Bogen.

Vorbeugen

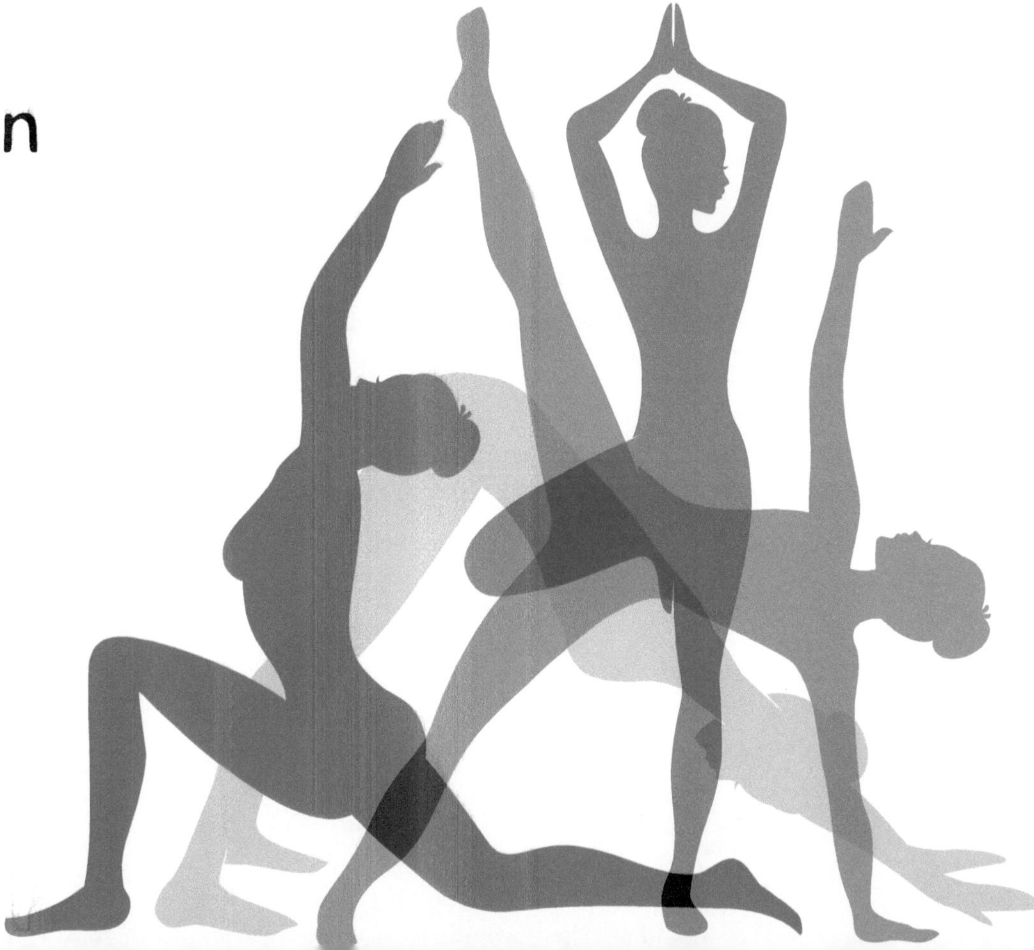

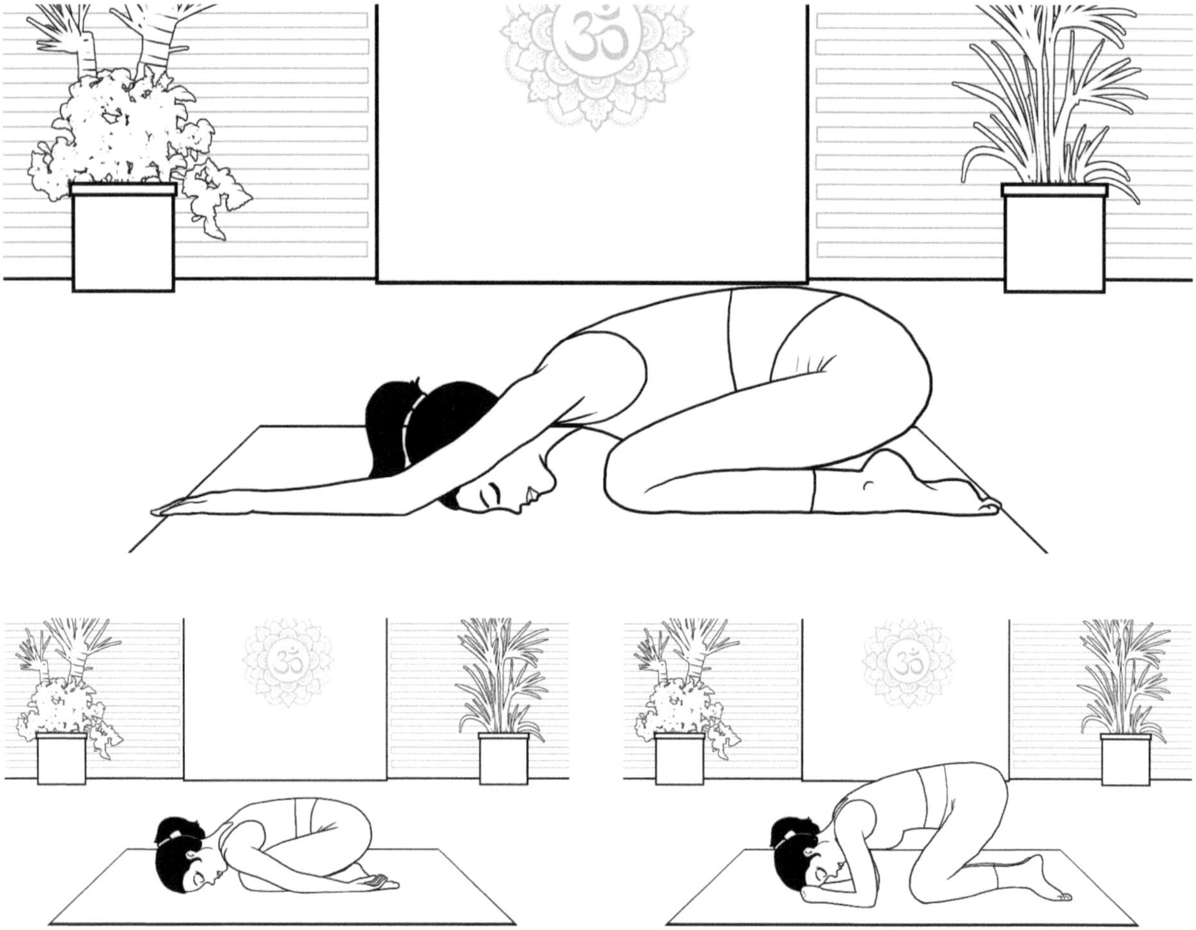

Balasana

Das Kind

Affirmation: „Ich fühle mich wohl in mir selbst"

Chakra: Wurzel Chakra, Stirn Chakra

Körperliche Wirkung: Balasana dehnt deinen Rücken, den Nacken und die Schultern und massiert die inneren Organe. Sie unterstützt eine ruhige, tiefe Atmung und lindert Rückenschmerzen.

Mentale & Emotionale Wirkung: Das Kind ist eine beruhigende Haltung die deine Innenschau fördert, dein Nervensystem ausgleicht und dir hilft Stress, Anspannung und Erschöpfung abzubauen.

Kontraindikationen: Bei Verletzungen der Knie, Hüften oder Fußgelenke, bei Bluthochdruck, Durchfall oder anderen Erkrankungen des Bauchraums solltest du Balasana nicht üben. In der Schwangerschaft solltest du Balasana mit geöffneten Beinen üben, damit der Bauch genug Platz hat.

Beschreibung:

- Starte im Fersensitz. Atme tief ein und rolle bei der Ausatmung deine Schultern zurück, so dass sie weit weg von den Ohren sind. Bleibe aufgerichtet aber entspannt.
- Atme nun noch einmal tief ein und lehne dich mit der Ausatmung nach vorne bis deine Stirn die Matte berührt, dein Bauch liegt auf den Oberschenkeln und dein Gesäß strebt Richtung Fersen.
- Strecke deine Arme nach vorne aus und lege sie ruhig ab, die Handflächen zeigen nach unten.
- Lenke deine Aufmerksamkeit nach innen und atme tief ein und aus. Du kannst mehrere Minuten in dieser Position bleiben, wenn du möchtest; mindestens jedoch für 3-5 Atemzüge.
- Richte dich zum Auflösen Wirbel für Wirbel wieder auf.

Häufige Fehler & Tipps: Balasana sieht einfach aus. Tatsächlich kann es aber etwas Übung brauchen bis du dich in dieser Position entspannen kannst, da die Rückenmuskeln sehr gedehnt werden. Wenn es dir am Anfang schwerfällt bis zum Boden zu kommen, kannst du dir eine gefaltete Decke unter die Stirn oder zwischen Ober- und Unterschenkel legen. Achte darauf, dass dein Nacken lang und entspannt ist.

Variation/en:

- Wenn es für dich angenehmer ist, lege deine Arme lang nach hinten ausgestreckt an deinen Seiten ab, die Handflächen zeigen nach oben.
- Um deine Rückenmuskeln zu entlasten, kannst du die Stirn auf deine zur Faust geballten Hände legen und das Gesäß nur so weit absenken, wie es dir entspannt möglich ist.

Wissenswertes/Geschichte: Balasana ist die Ruheinsel im Yoga. Sie erlaubt dir deine Batterien aufzuladen und zu entspannen. Du kannst in deiner Yogapraxis wann immer du es brauchst in Balasana entspannen, um danach gestärkt in den Flow zurückzukehren oder sie vor dem Schlafengehen üben, um den Stress und die Anforderungen des Tages in Ruhe und Gelassenheit zu transformieren.

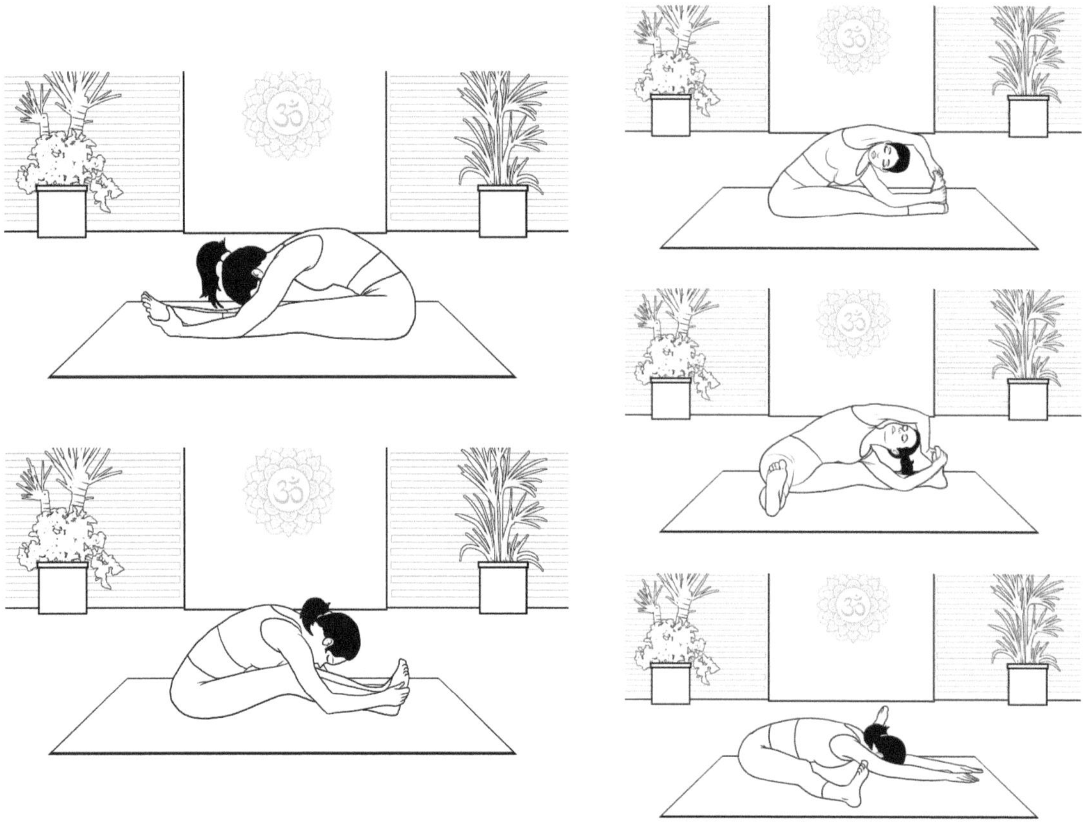

Paschimottanasana

Die sitzende Vorbeuge

Affirmation: „Ich gebe mich hin, ich lasse los"

Chakra: Wurzel Chakra, Sakral Chakra

Körperliche Wirkung: Paschimottanasana dehnt deine gesamte Körperrückseite und massiert deine inneren Organe. In der Grätsche dehnt sie die Oberschenkelinnenseiten und Hüften.

Mentale & Emotionale Wirkung: Die sitzende Vorbeuge beruhigt deinen Geist und deine Emotionen, baut Stress ab, wirkt schlaffördernd und ausgleichend auf deine Emotionen.

Kontraindikationen: Bei Verletzungen der Hüfte, Knie oder dem Rücken sowie in der Schwangerschaft solltest du Paschimottanasana nicht üben.

Beschreibung:

- Sitze aufrecht mit ausgestreckten Beinen auf deiner Matte.
- Ziehe dein Gesäß mit den Händen ein wenig nach hinten raus, damit du satt auf deinen Sitzbeinhöckern sitzt und das Becken nach vorne kommt.
- Aktiviere nun deine Oberschenkelmuskeln in dem du deine Zehen in Richtung deines Körpers anziehst. Aktiviere auch deine Körpermitte. Atme ruhig und tief ein und aus.
- Strecke nun mit der Einatmung deine Arme über vorne nach oben aus und sinke mit der Ausatmung lang über deine Beine nach vorne. Greife mit den Händen, was du greifen kannst: Fuß, Schienbeine oder Knie.
- Es kommt nicht darauf an wie weit du nach unten kommst, sondern das dein Rücken gerade ist. Du lässt also eher das Brustbein sinken, als den Kopf.
- Atme tief und ruhig weiter und sinke mit jeder Ausatmung noch ein bisschen tiefer in die Vorbeuge. Bleibe für mindestens 5 Atemzüge hier.
- Zum Auflösen rolle mit der Einatmung Wirbel für Wirbel wieder nach oben auf und entspanne für einige Atemzüge in einem aufrechten Sitz.
- Wiederhole die Haltung gerne noch einmal.

Häufige Fehler & Tipps: Um dich im Becken besser aufrichten zu können, ist es hilfreich wenn du dich auf die Kante einer gefalteten Decke setzt. Achte darauf, dass deine Hüfte gerade ausgerichtet ist und dass dein Oberkörper gestreckt bleibt.

Variation/en:

- Lass deine Knie ein wenig gebeugt oder lege eine gefaltete Decke unter die Kniekehlen, wenn dir die Dehnung dort zu stark ist.
- Um deine Flanken zu öffnen, hebe beide Arme über vorne nach oben, drehe dich dann nach rechts auf und lehn dich nach vorne. Strecke dabei den rechten Arm über den Kopf nach vorne aus und den linken neben deinen Beinen am Boden entlang. Wenn deine Flexibilität es zulässt, greife Deinen Fuß. Übe die seitliche Vorbeuge auf beiden Seiten.
- Du kannst Paschimottanasana auch mit gegrätschten Beinen üben. Strecke dich dafür entweder lang nach vorne oder über die Seite aus.

Wissenswertes/Geschichte: Paschimottanasana kann umso beruhigender wirken, ja länger du in der Haltung bleibst. Übe sie am besten vor dem Schlafengehen, wenn du an Einschlafproblemen leidest. Du kannst dir einen Gurt zu Hilfe nehmen, den du um diene Füße legst, wenn du deine Füße nicht greifen kannst. Mit dem Gurt kannst du dich auch sanft noch etwas weiter dehnen. Um deinen Kopf abzulegen, kannst du einen Yogaklotz, ein Kissen oder deine zu Fäusten geballten Hände zu Hilfe nehmen.

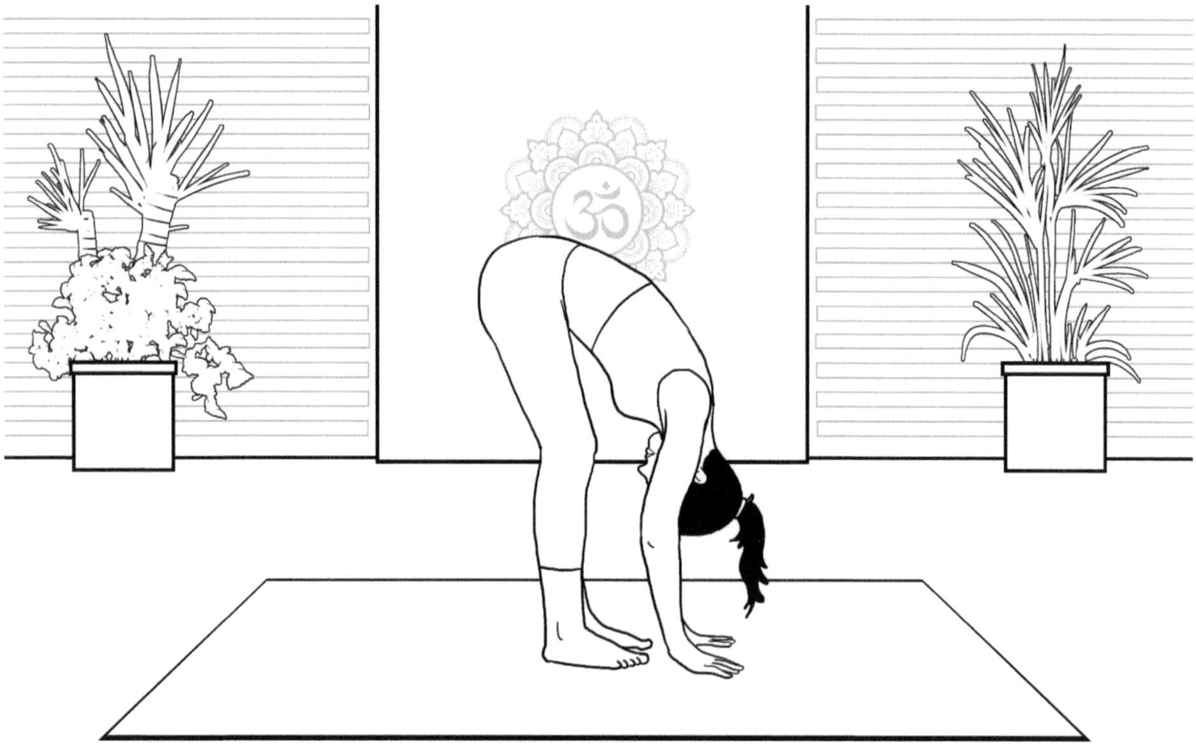

Uttanasana

Die stehende Vorbeuge

Affirmation: „Ich bin in Frieden mit mir und dem Leben"

Chakra: Wurzel Chakra, Kronen Chakra

Körperliche Wirkung: Uttanasana dehnt deine gesamte Körperrückseite – vor allem die Beinrückseiten - öffnet deine Schultern und den Nackenbereich, lockert den Rücken und massiert deine inneren Organe.

Mentale & Emotionale Wirkung: Uttanasana hilft dir loszulassen und Stress abzubauen. Sie beruhigt und besänftigt dein Nervensystem, reguliert deine Emotionen und fördert einen harmonischen Fluss von deiner Lebensenergie Prana.

Kontraindikationen: Bei Hüftproblemen, Rückenverletzungen oder Kopfschmerzen solltest du Uttanasana nicht üben.

Beschreibung:

- Starte in Tadasana. Hebe deine Arme über vorne oder über die Seiten hoch und beuge dich dann langsam und vom Brustbein geführt nach vorne.

- Um Schmerzen zu vermeiden, kannst du deine Knie dabei leicht gebeugt lassen.

- Deine Hände können den Boden berühren oder du greifst deine Beine an der Stelle, an der du sie erreichst.

- Atme tief und ruhig in den Bauch und entspanne deinen Nacken, die Schultern und den Kopf.

- Bleibe für mindestens 3-5 Atemzüge hier – gerne auch länger.

- Zum Auflösen beuge deine Beine und rolle dich Wirbel für Wirbel zurück in Tadasana.

- Entspanne einen Moment in Tadasana und übe danach noch einmal.

Häufige Fehler & Tipps: Achte darauf, dass deine Beine nicht überstreckt sind, deine Schultern ganz entspannt baumeln, deine Hüfte gerade ausgerichtet und dein Rücken lang ist. Außerdem sollte dein Gewicht eher auf den Fußballen und nicht zu sehr auf den Fersen liegen.

Variation/en:

Wenn es dir gut tut, kannst du jeweils deine Ellenbogen greifen und ein wenig hin und her wippen. Beuge und strecke deine Beine dabei abwechselnd um noch mehr Spannung abzubauen.

Wissenswertes/Geschichte: Uttanasana darf in keiner Yogastunde fehlen. Sie ist eine sehr regenerative Haltung und Teil des Sonnengrußes. Am Anfang kann es sehr herausfordernd sein, dich in Uttanasana zu entspannen. Doch je länger du übst, desto angenehmer wird es werden, in ihr zu verweilen und aufzutanken.

Drehhaltungen

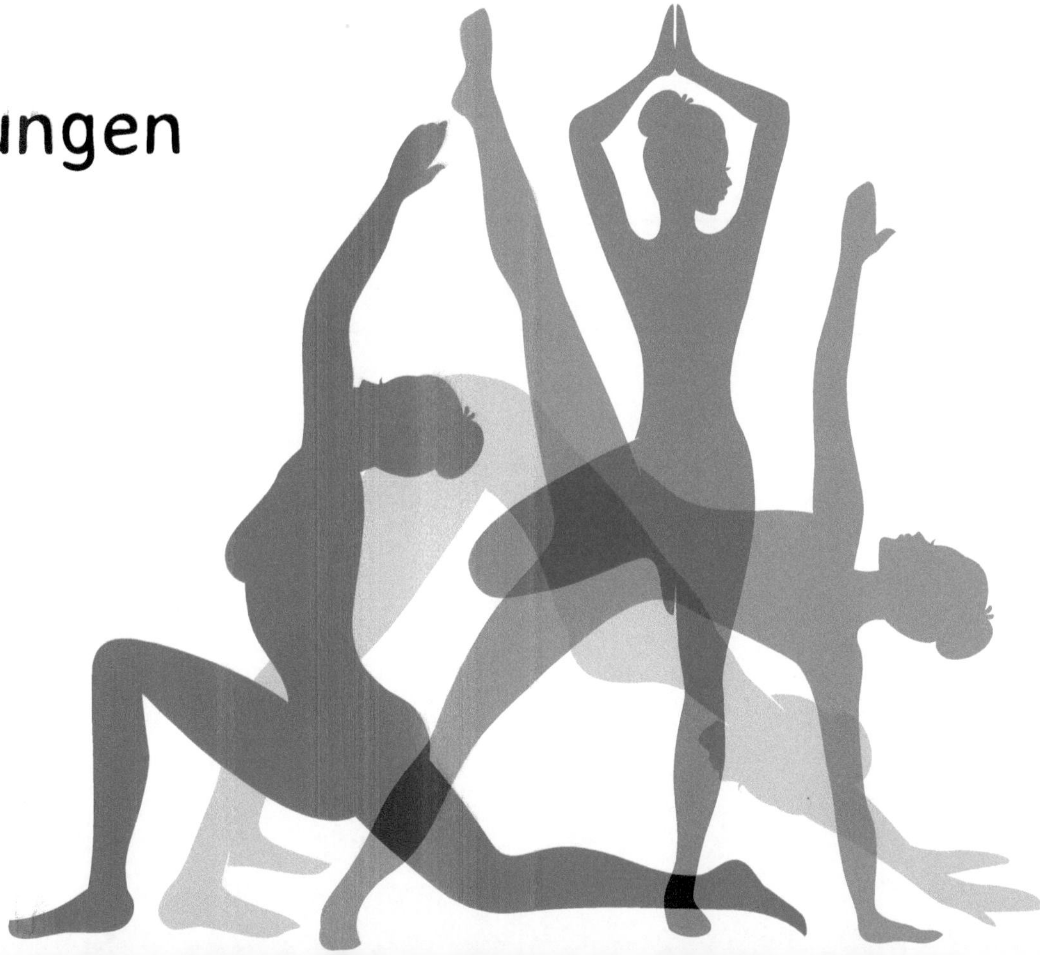

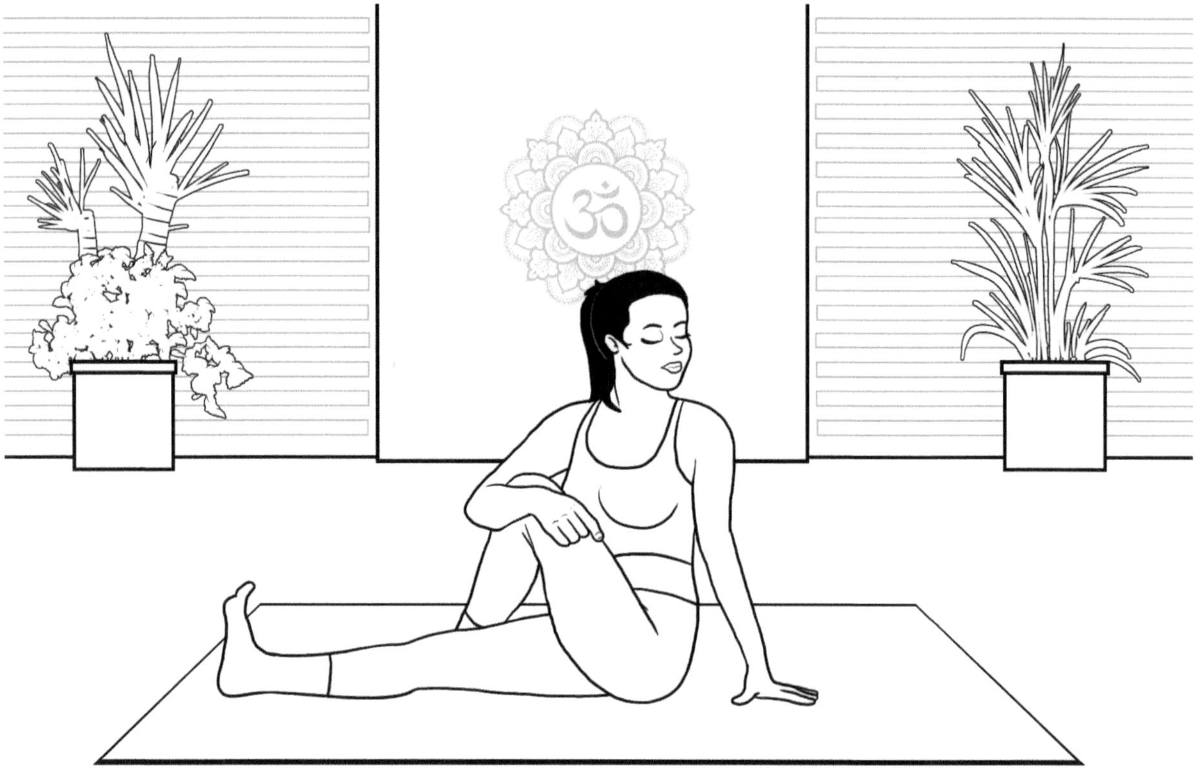

Ardha Matsyendrasana

Die sitzende Drehung

Affirmation: „Ich nehme mich an, so wie ich bin“

Chakra: Wurzel Chakra, Herz Chakra

Körperliche Wirkung: Ardha Matsyendrasana hält deine Wirbelsäule flexibel und entgiftet den gesamten Körper. Außerdem massiert si deine inneren Organe, unterstützt die Verdauung und stärkt die Beinmuskulatur.

Mentale & Emotionale Wirkung: Die sitzende Drehung wirkt stärkend und ausgleichend auf dein Nervensystem, klärt deine Gedanken und Emotionen, hilft dir Stress abzubauen und anzunehmen was ist.

Kontraindikationen: Bei Rückenverletzungen, Gelenkproblemen und in der Schwangerschaft solltest du die sitzende Drehung nicht üben.

Beschreibung:

- Sitze mit ausgestreckten Beinen auf deiner Matte.
- Aktiviere dein Körperzentrum und deine Beinmuskulatur.
- Stelle nun deinen rechten Fuß außen neben deinem linken Oberschenkel auf. Die Fußsohle sollte flach am Boden liegen, die Zehen des linken Fußes streben in Richtung deines Oberkörpers.
- Bleibe aufgerichtet in deinem Oberkörper und möglichst gerade ausgerichtet in der Hüfte.
- Hebe nun mit der Einatmung deine Arme über die Seite oder über vorne hoch über den Kopf und drehe dich mit der Ausatmung zur rechten Seite auf.
- Stelle die rechte Hand oder die Fingerspitzen hinter deinem Gesäß auf der Matte ab und greife mit der linken Hand um das rechte Knie.
- Bleibe gerade aufgerichtet im Oberkörper und atme ruhig und tief ein und aus.
- Drehe dich mit jeder Ausatmung noch ein bisschen weiter auf.
- Verbleibe für 10-15 Atemzüge hier und entspanne dich in die Drehung.
- Drehe dich zum Auflösen mit der Ausatmung wieder nach vorne und strecke dein Bein mit dem anderen am Boden aus. Übe nun die andere Seite.

Häufige Fehler & Tipps: Um dich besser aufrichten zu können, ist es hilfreich dich auf die Kante einer gefalteten Decke zu setzen. Achte darauf, dass dein Kopf gerade ausgerichtet bleibt und sich nicht zu stark verdreht. Dein Kinn sollte sich dazu in einer Linie über dem Brustbein befinden.

Wissenswertes/Geschichte: Ardha Matsyendrasana ist nach dem hinduistischen Gott der Fische Matsyendra benannt. Er soll nach der Lehre des Hatha-Yoga einer der ersten Lehrer des Yoga gewesen sein. Nicht nur deshalb wird der sitzenden Drehung die Klärende Wirkung auf den Geist nachgesagt, sondern auch weil durch die Drehung der Körper tatsächlich stark entgiftet wird.

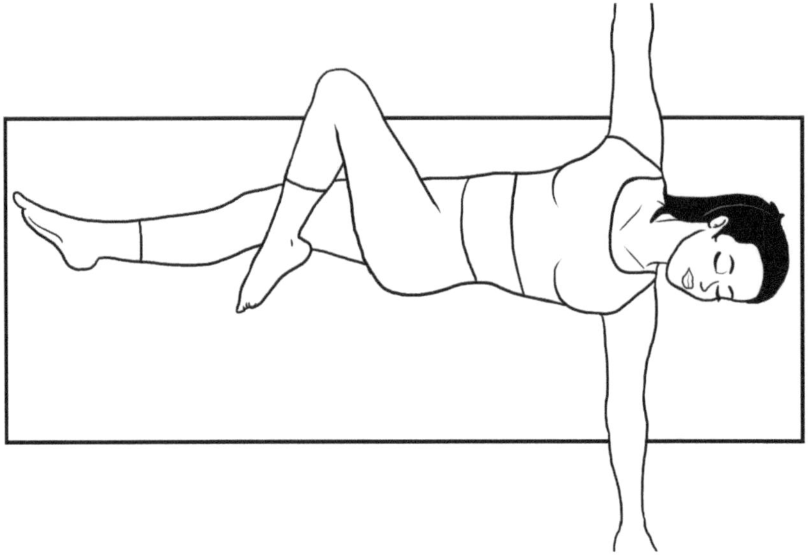

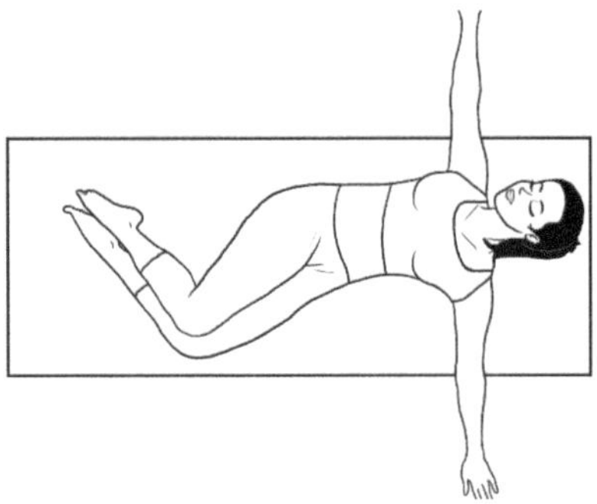

Makrasana

Das Krokodil

AffirmAffirmation: „Ich entspanne mich in den Fluss des Lebens hinein"

Chakra: Solarplexus Chakra

Körperliche Wirkung: Das Krokodil hilft bei Verspannungen und Schmerzen im Rücken, regt die Verdauung an, massiert die inneren Organe und dehnt die Hüften. Außerdem werden durch die Drehung Giftstoffe aus den Zellen leichter abtransportiert und so der Körper entgiftet.

Mentale & Emotionale Wirkung: Makrasana ist eine sehr entspannende Haltung. Sie hilft dir dich auf dein inneres zu fokussieren, Gedanken und Gefühle zu integrieren und gleichzeitig in Frieden loszulassen. Sie stärkt außerdem dein Nervensystem und reguliert den Fluss deiner Lebensenergie Prana.

Kontraindikationen: Bei Verletzungen der Wirbelsäule, in der Schwangerschaft und bei Durchfall solltest du das Krokodil nicht üben.

Beschreibung:

- Liege mit lang ausgestreckten Beinen auf dem Rücken auf deiner Matte.

- Atme tief ein und aus und aktiviere sanft deine Körpermitte. Beuge die Beine und ziehe die Knie zur Brust.

- Strecke nun das linke Bein wieder lang am Boden aus und greife mit der linken Hand dein rechtes Knie.

- Führe mit der Ausatmung dein rechtes Knie in Nabelhöhe zur linken Seite. Strecke deinen rechten Arm lang zur Seite aus. Dein Blick geht entweder gerade hinauf in Richtung Decke oder zu deiner rechten Hand. Deine linke Hand kann zur Unterstützung der Drehung auf deinem Knie liegen bleiben oder du streckst auch den linken Arm lang zur Seite aus.

- Atme tief und ruhig in die Drehung deiner Wirbelsäule und verbleibe für mindestens 3-5 Atemzüge hier. Gerne auch länger.

- Drehe zum Auflösen dein Knie und deinen Kopf wieder zurück in die Mitte. Nimm beide Knie für einen Moment zur Brust und strecke dann beide Beine lang am Boden aus.

- Entspanne für ein paar Atemzüge in Rückenlage und übe dann die andere Seite.

Häufige Fehler & Tipps: Achte darauf, dass deine Knie in Nabelhöhe sind, dein Nacken entspannt und deine Schultern flach auf dem Boden liegen. Du kannst als Unterstützung eine gefaltete Decke oder dickes Kissen unter dein Knie legen.

Variation/en:

Anstatt ein Bein lang am Boden auszustrecken kannst du auch beide Knie geschlossen zur Seite drehen.

Wissenswertes/Geschichte: Makrasana ist besonders wohltuend am Abend vor dem Schlafengehen, denn sie entspannt nicht nur deinen Rücken sondern auch den Geist.

Balancehaltungen

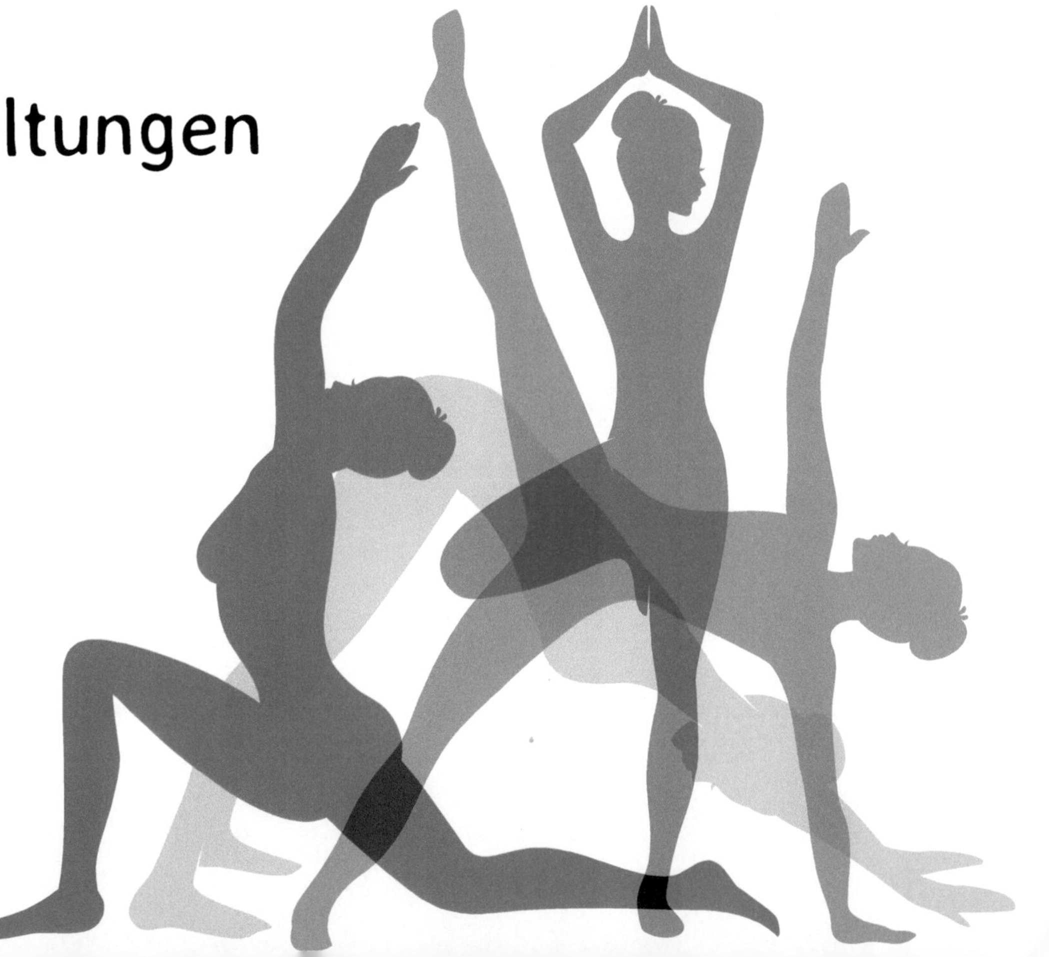

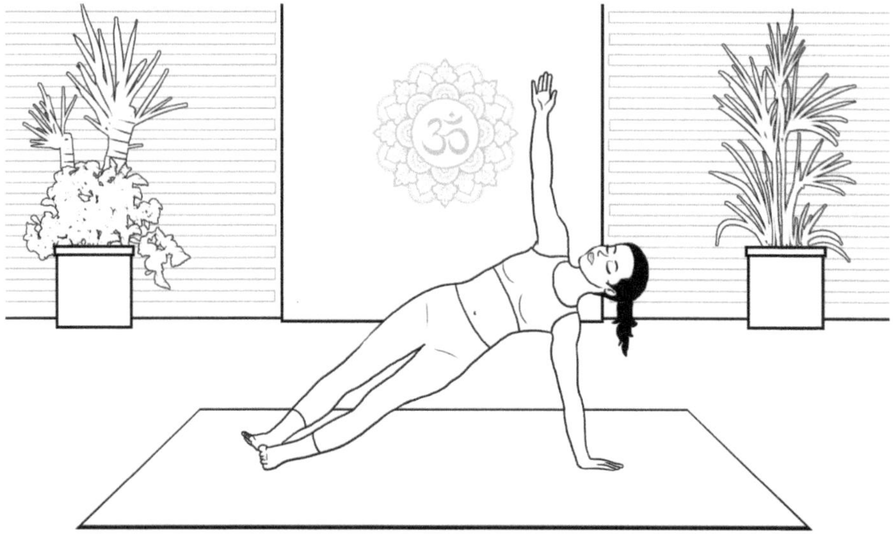

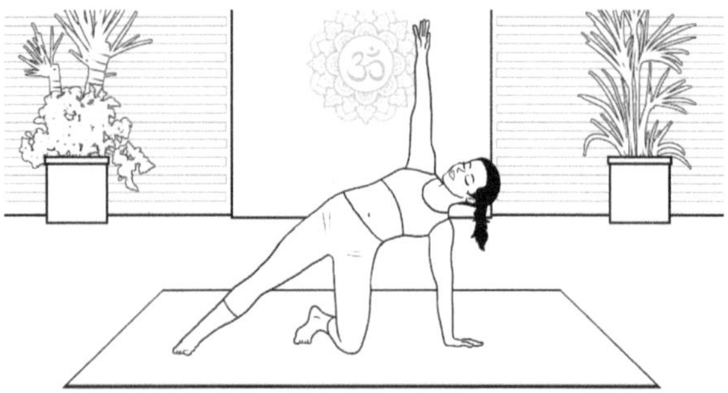

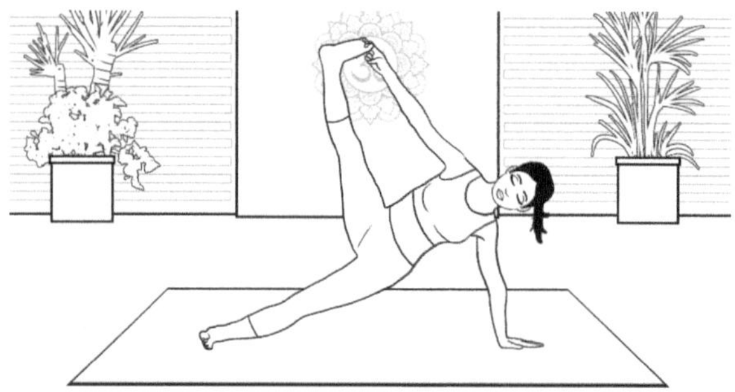

Vashishtasana

Der Seitstütz

Affirmation: „Ich bin stark und in meiner Mitte"

Chakra: Sakral Chakra, Herz Chakra

Körperliche Wirkung: Der Seitstütz kräftigt fast deinen gesamten Körper. Vor allem die Rumpf- und Rückenmuskulatur aber auch Schultern und Oberschenkel werden gestärkt. Außerdem schult Vashishtasana deinen Gleichgewichtssinn.

Mentale & Emotionale Wirkung: Vashishtasana verbindet deine linke und rechte Hemisphäre und schafft so Ausgleich in deinem Geist und deinen Emotionen. Sie schenkt dir außerdem Mut, Kraft, Selbstvertrauen und Durchsetzungsvermögen.

Kontraindikationen: Bei Problemen in den Schultern, Ellenbogen, Handgelenken oder in der Schwangerschaft solltest du den Seitstütz nicht üben.

Beschreibung:

- Starte im hohen Brett (Beschreibung weiter hinten im Buch).
- Verlagere dein Gewicht auf die rechte Seite und rolle gleichzeitig deine rechte Fußaußenkante nach unten auf die Matte.
- Halte deine Beine gestreckt und dein Körperzentrum aktiv. Dein Nacken ist lang und dein Blick geht geradeaus.
- Strecke den linken Arm lang nach oben aus und staple den linken Fuß auf dem rechten, deine Zehen zeigen von dir weg in Richtung lange Mattenkante.
- Wenn dein Nacken es mitmacht, kann dein Blick in Richtung deiner ausgestreckten Hand gehen. Sonst schaue weiter geradeaus.
- Atme hier tief ein und aus. Halte die Position für mindestens 3 Atemzüge.
- Zum Auflösen rolle zurück in Chaturanga und entspanne für einige Atemzüge in Bauchlage.
- Übe dann die andere Seite.

Häufige Fehler & Tipps: Achte darauf, dass dein ganzer Körper aktiv ist und das deine Hüfte tendenziell eher nach oben drückt. Außerdem muss dein unteres Handgelenk gerade unter der Schulter ausgerichtet sein.

Variation/en:

- Um genug Kraft in Rumpf und Schultern aufzubauen kannst du am Anfang auch das untere Knie zum Boden bringen.
- Um dich noch ein wenig mehr herauszufordern, kannst du das obere Bein lang nach oben ausstrecken und den großen Zeh mit deinem Zeigefinger umgreifen.

Wissenswertes/Geschichte: Vashishtasana ist eine sehr herausfordernde und kraftvolle Übung. Lasse dir daher Zeit beim Üben und fange zuerst mit der etwas leichteren einbeinigen Version an.

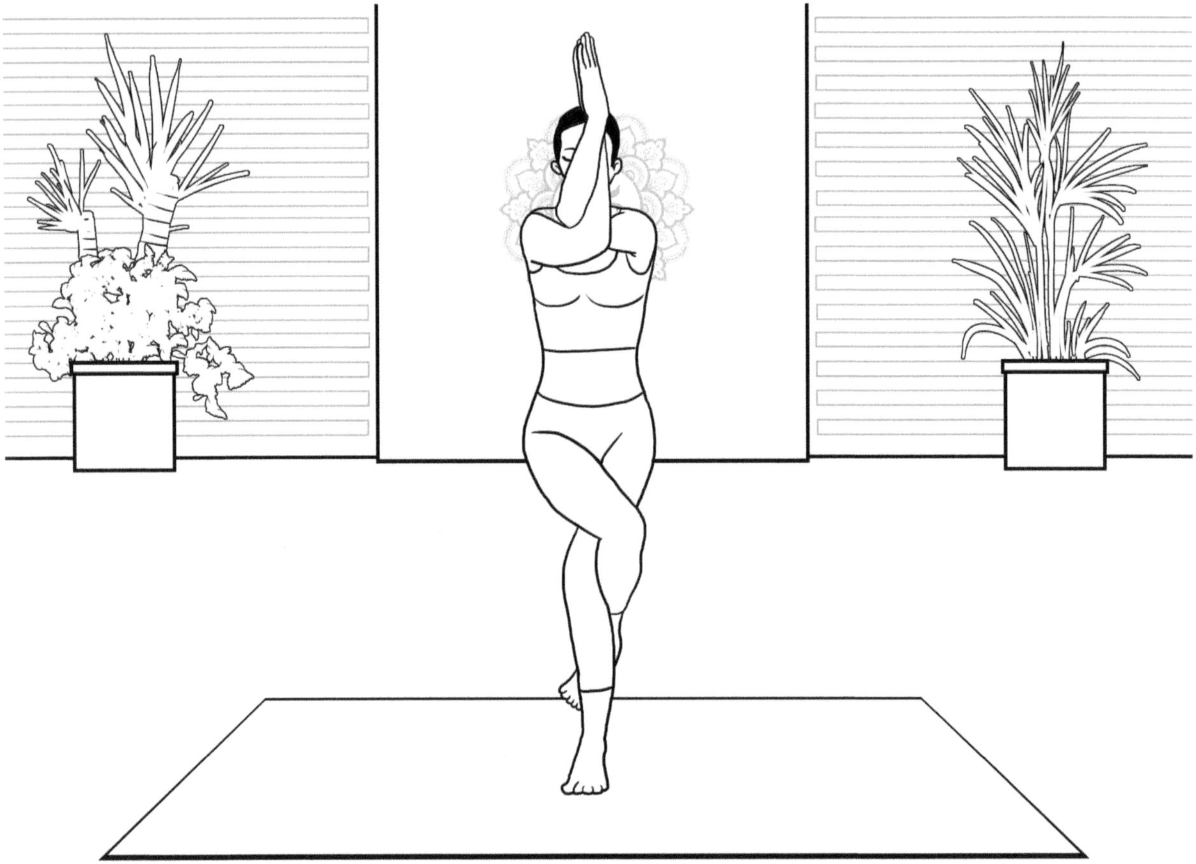

Garudasana

Der Adler

Affirmation: „Mein Geist ist klar und fokussiert"

Chakra: Wurzel Chakra, Stirn Chakra

Körperliche Wirkung: Der Adler dehnt deine Schultern, Oberarme, Hüften und Oberschenkel und entspannt den unteren Rücken. Sie stärkt deine Koordination und das Gleichgewicht und ist wohltuend für einen gestressten Nacken.

Mentale & Emotionale Wirkung: Garudasana stärkt auch dein inneres Gleichgewicht. Sie klärt deinen Geist, gleicht deine Emotionen aus, stärkt deine Konzentration und mentalen Fokus.

Kontraindikationen: Bei Erkrankungen des Innenohrs, Gleichgewichtsproblemen oder Verletzungen an Knöcheln, Knie, Ellenbogen oder Schultern sowie in der Schwangerschaft solltest du Garudasana nicht üben.

Beschreibung:

- Starte in Tadasana. Setz die Hände an die Hüften und verlagere das Gewicht auf den linken Fuß.

- Fokussiere mit dem Blick einen fixen Punkt vor dir und hebe den linken Fuß an. Wenn du im Gleichgewicht bist, hebe den linken Oberschenkel über den rechten und stelle die linke Fußspitze neben dem rechten Fuß auf dem Boden ab.

- Strecke nun beide Arme nach vorne aus, die Handflächen zeigen nach oben. Kreuze die ausgestreckten Arme mittig vor dir, der rechte Arm ist oben.

- Klappe nun die überkreuzten Arme im 90 Grad Winkel nach oben. Versuche deine Handflächen aufeinander zu legen. Wenn das nicht funktioniert, können sich auch die Handrücken berühren oder du greifst deine Handgelenke.

- Atme ein und schiebe deine Ellenbogen noch ein Stück in die Höhe während du den Oberkörper ein wenig nach vorne beugst. Halte dabei den Blick zur Unterstützung deiner Balance auf deinen Fixpunkt gerichtet.

- Hebe nun noch die linke Fußspitze an und hake sie hinter die rechte Wade. Wenn das nicht geht, lasse die Fußspitze einfach am Boden stehen.

- Bleibe für etwa 5-10 Atemzüge hier.

- Strecke zum Auflösen einfach den Rücken wieder lang und entknote zuerst deine Arme und dann die Beine. Komm zurück in Tadasana und bleibe für einige Atemzüge hier. Übe nun die andere Seite.

Häufige Fehler & Tipps: Achte darauf, dass dein Rücken lang und gerade bleibt, deine Hüfte gerade nach vorne ausgerichtet ist und dein Körperzentrum sowie deine Oberarme und Oberschenkel aktiv sind.

Variation/en:

Um dich mit Garudasana vertraut zu machen kannst du zuerst nur die Adlerarme üben, ohne dazu die Beine zu verknoten.

Wissenswertes/Geschichte: Garudasana ist gar nicht so einfach, doch mit ein bisschen Übung hat man den Bogen schnell raus. Wichtig ist, dass immer die sich gegenüberliegenden Arme und Beine oben oder unten liegen. Also ist das rechte Bein oben, muss der linke Arm oben sein und umgekehrt.

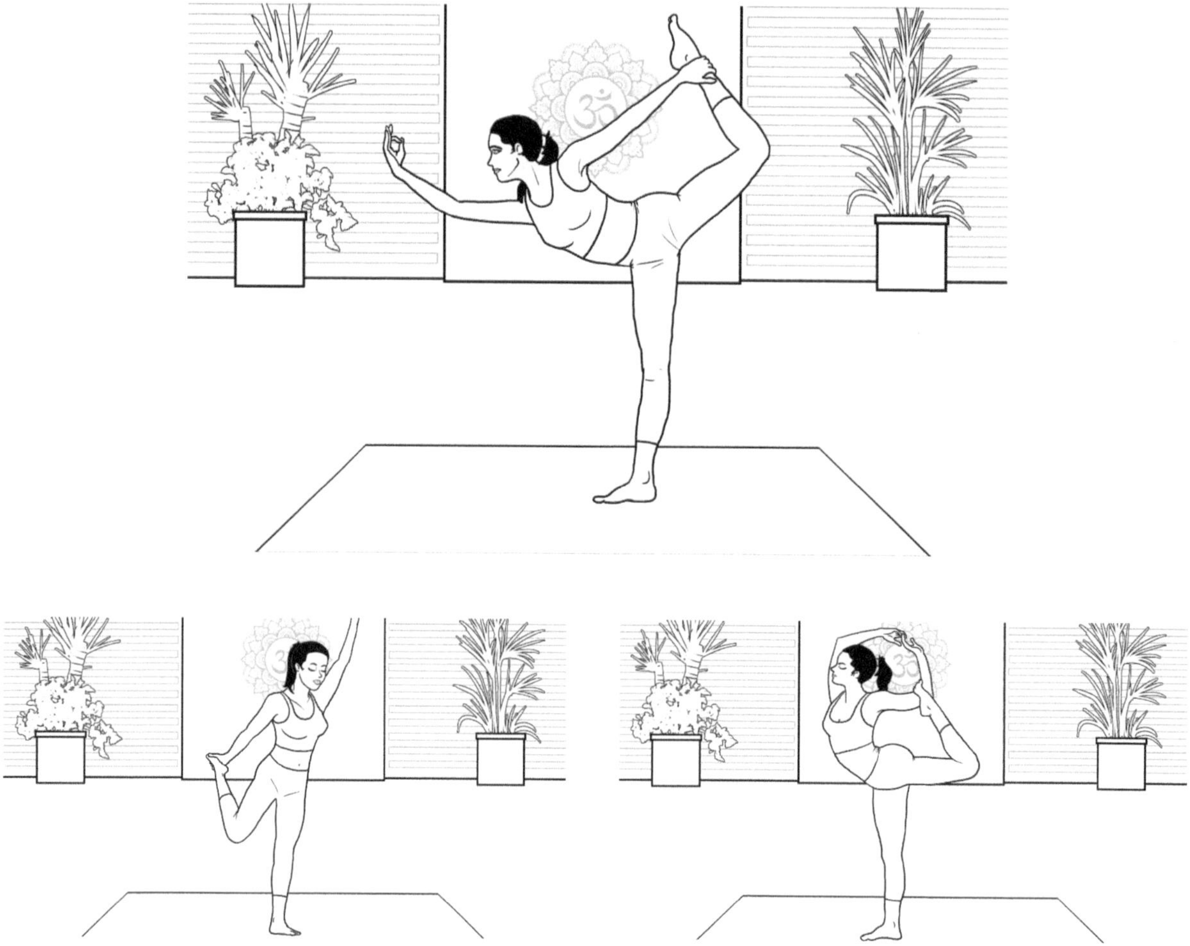

Natarajasana

Der Tänzer

Affirmation: „Ich bin leicht und in Balance"

Chakra: Solarplexus Chakra, Herz Chakra

Körperliche Wirkung: Der Tänzer fördert deinen Gleichgewichtssinn, dehnt die gesamte Vorderseite des Körpers, öffnet die Schultern und kräftigt die Beine und das Gesäß.

Mentale & Emotionale Wirkung: Natarajasana stärkt deinen Fokus und deine innere Balance, gleicht deine Emotionen aus und wirkt harmonisierend und anregend auf deine Lebensenergie Prana.

Kontraindikationen: Bei Problemen im untern Rücken oder Schulterverletzungen solltest du den Tänzer nicht üben.

Beschreibung:

- Starte in Tadasana. Atme tief ein und aus und aktiviere dein Körperzentrum indem du aktiv den Nabel zur Wirbelsäule ziehst.
- Verlagere nun dein Gewicht auf des rechte Bein und verankere den Fuß satt auf deiner Matte. Fokussiere mit deinem Blick einen fixen Punkt vor dir, um dein Gleichgewicht zu unterstützen.
- Hebe den linken Fuß nach hinten an und greife mit der linken Hand deinen Fußrücken.
- Hebe deinen rechten Arm hoch über deinen Kopf. Für den Anfang kann es schon reichen, wenn du für einige Atemzüge hier verweilst, um Kraft aufzubauen und deine Balance zu finden.
- Wenn du weitergehen möchtest, presse nun den linken Fuß in die linke Hand und kippe gleichzeitig aus der Hüfte mit dem Oberkörper nach vorn, der rechte Arm dient dir als Gegengewicht und wandert mit nach vorn, dein Nacken ist lang und dein Blick nach vorne gerichtet.
- Verbleibe hier für 5-10 Atemzüge.
- Zum Auflösen kippe den Oberkörper wieder zurück, löse deinen Fuß und stell ihn zurück auf deine Matte.
- Entspanne für einige Atemzüge in Tadasana und übe dann die andere Seite.

Häufige Fehler & Tipps: Achte darauf, dass dein Standbein nicht überstreckt ist und die Muskeln rund um das Knie aktiv sind, um es vor Überbeanspruchung zu schützen. Außerdem sollte deine Hüfte immer gerade ausgerichtet sein und der Oberkörper vom Brustbein geführt nach vorne klappen, ohne dabei ins Hohlkreuz zu geraten. Wenn du deinen Fuß am Anfang noch nicht greifen kannst, kannst du einen Yogagurt zu Hilfe nehmen.

Variation/en:

- Du kannst am Anfang nur deine hintern Fuß greifen und den Oberkörper noch aufgerichtet lassen, um die Ausführung des Tänzers zu üben und deine Balance zu finden.
- Wenn du weiter gehen möchtest, Kannst du auch den zweiten Arm anheben und mit den Händen ineinandergreifen. Dabei nutzt du dann deine Armbeuge, um den Fuß abzulegen.

Wissenswertes/Geschichte: Natarajasana ist leichter zu erlernen als es auf den ersten Blick scheinen mag. Taste dich langsam heran und achte darauf deine Körpermitte immer aktiv zu halten, um Verletzungen im unteren Rücken zu vermeiden. So wirst du schnell die wohltuende Leichtigkeit erfahren, die der Tänzer vermittelt.

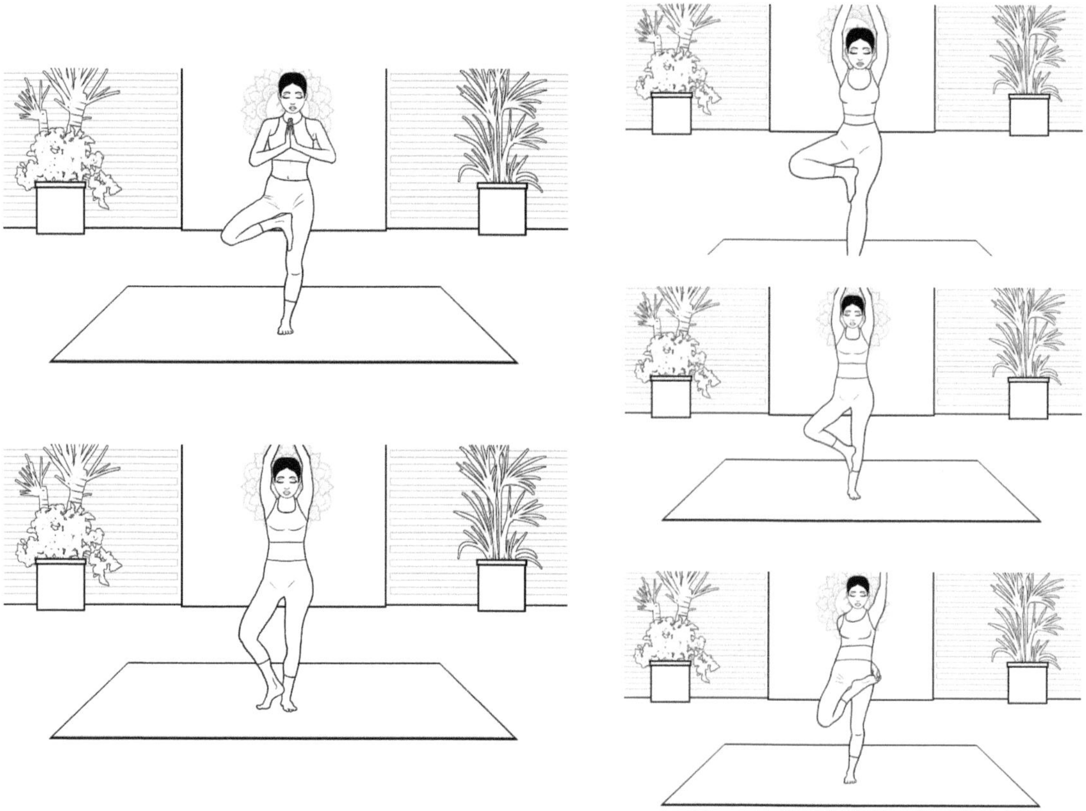

Vrikshasana

Der Baum

Affirmation: „Ich bin fest verwurzelt und fühle mich geerdet und sicher"

Chakra: Wurzel Chakra, Kronen Chakra

Körperliche Wirkung: Vrikshasana schult deinen Gleichgewichtssinn und die Koordination, stärkt Gesäß und Beine und fördert eine gesunde Körperhaltung.

Mentale & Emotionale Wirkung: Der Baum wirkt ausgleichend, fördert deine innere Balance und Konzentration, baut Stress ab und schenkt dir Zuversicht und Selbstvertrauen.

Kontraindikationen: Bei Verletzungen an den Knien, Knöcheln, Hüften oder Erkrankungen des Innenohres und Gleichgewichtsproblemen solltest du den Baum nicht üben.

Beschreibung:

- Starte in Tadasana. Atme tief und gleichmäßig ein und aus und fokussiere mit deinem Blick einen fixen Punkt vor dir, um dein Gleichgewicht zu unterstützen.
- Verankere den rechten Fuß fest in deiner Matte und aktiviere deine Körpermitte.
- Hebe nun den linken Fuß von der Matte ab, greife den Fuß oder die Wade und lege die Fußsohle an der Innenseite des rechten Oberschenkels ab.
- Halte die Balance und lege deine Hände vor der Brust in Anjali Mudra zusammen.
- Entspanne dich und und schließe deine Augen, wenn du kannst.
- Bleibe für mindestens 3 Atemzüge hier, gerne aber auch länger.
- Zum Auflösen öffne die Augen, senke deine Arme und setze den Fuß wieder ab.
- Entspanne für einen Moment in Tadasana und übe dann die andere Seite.

Häufige Fehler & Tipps: Achte darauf, dass deine Hüft gerade ausgerichtet bleibt und dein Standbein nicht überstreckt ist. Aktiviere dazu die Muskeln rund ums Knie und/oder beuge dein Bein ein wenig an. Um dein Knie zu schützen, solltest du außerdem niemals den Fuß des gebeugten Beins am Knie abstellen, sondern immer entweder darüber oder darunter.

Variation/en:

- Du kannst deinen Fuß statt am Oberschenkel auch an der Wade ablegen oder die Zehen am Boden aufstellen – ja nachdem, was deine Balance zulässt und du dich wohl und sicher fühlst.
- Um dich ein wenig mehr zu fordern, kannst du deine Arme über den Kopf ausstrecken und die Hände im Anjali Mudra zusammenbringen.
- Wenn du sehr flexibel bist, kannst du deinen Fuß auf den Oberschenkel legen und deine Zehen von hinten mit der gegenüberliegenden Hand greifen.

Wissenswertes/Geschichte: Um dich im Baum noch sicherer zu fühlen, stelle dir vor aus deinem Standfuß würden Wurzeln in die Erde wachsen, die dich fest mit dem Boden verankern. So kannst du die ganze Stärke und Flexibilität eines Baumes in dieser Asana erfahren

Sitzhaltungen

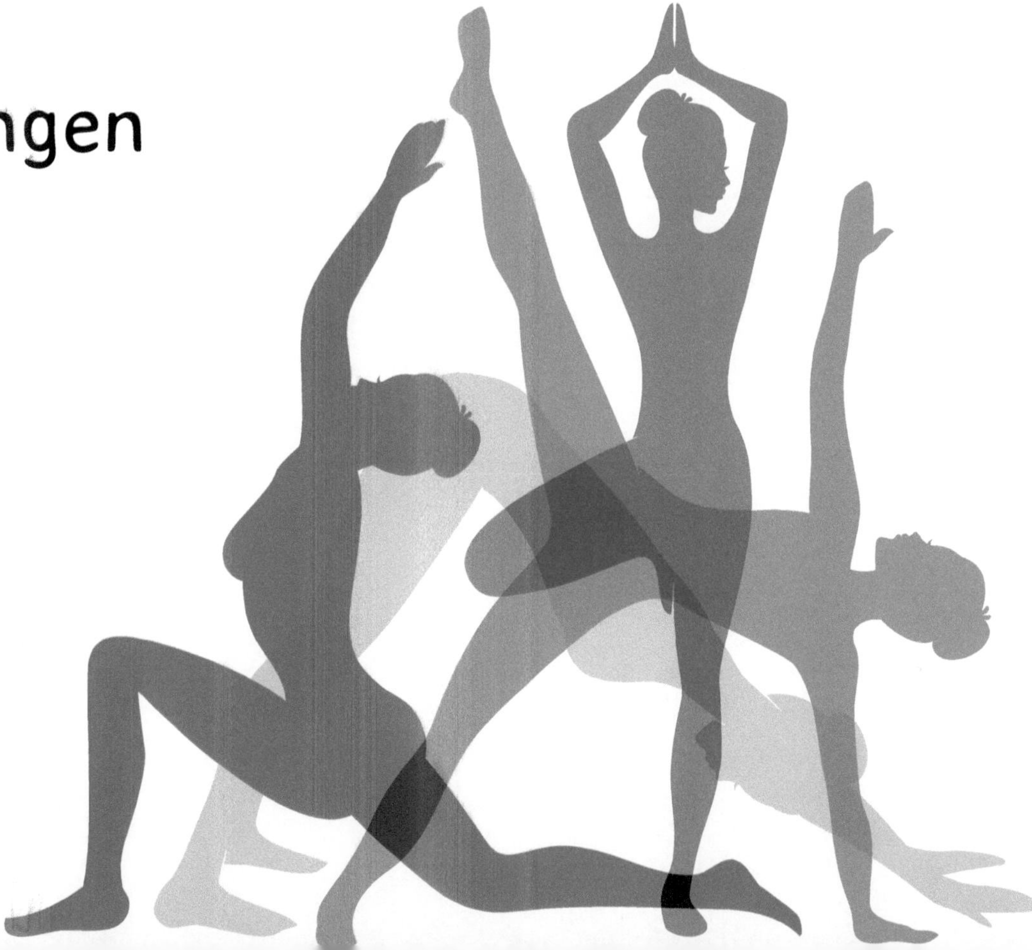

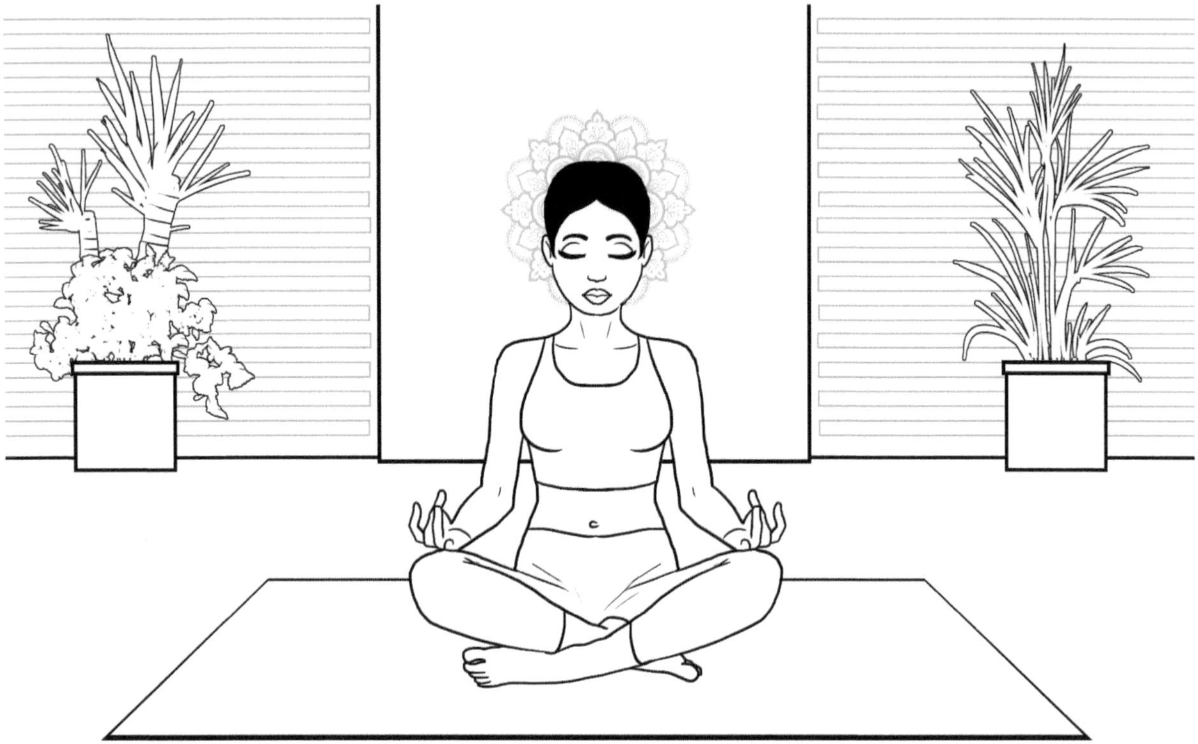

Sukhasana

Der Schneidersitz

Affirmation: „Ich ruhe in mir"

Chakra: Wurzel Chakra, Stirn Chakra

Körperliche Wirkung: Sukhasana hilft dir, Länge und Aufrichtung in einer Wirbelsäule zu kreieren. Sie stärkt außerdem die Rückenmuskulatur und öffnet die Hüften.

Mentale & Emotionale Wirkung: Der Schneidersitz fördert neben deiner äußerlichen auch deine innere Aus- und Aufrichtung, schenkt dir Präsenz und Stärke und erdet deinen Geist.

Kontraindikationen: Bei Knieproblemen oder Verletzungen und Schmerzen an den Füssen und Hüften solltest du Sukhasana nicht üben.

Beschreibung:

- Lege eine gefaltete Decke oder ein Meditationskissen auf den Boden und setze dich darauf. Deine Sitzbeinhöcker sollten gerade nach unten streben und dein Becken aufgerichtet sein, so dass deine Wirbelsäule ihren natürlichen Bogen erhält.

- Kreuze deine Schienbeine voreinander und lege die Füße lang am Boden ab.

- Lege deine Hände auf den Knien, den Oberschenkeln oder in deinem Schoss ab.

- Lasse die Schultern weit weg von den Ohren sinken und entspanne deinen Bauch und die Gesichtszüge.

- Atme tief ein und aus und stelle dir vor, dass an deinem Scheitel eine Schnur befestigt ist, die dich nach oben zieht.

- Schließe deine Augen und verfolge deinen Atem. Bleibe für mindestens 1 Minute vollkommen ruhig sitzen. Besser auch länger.

- Zum Auflösen öffne deine Augen und entspanne für einige Atemzüge entweder im Sitzen oder in Rückenlage.

Häufige Fehler & Tipps: Achte darauf das deine Wirbelsäule in ihrer natürlichen Krümmung ist und weder überstrecket noch im Hohlkreuz ist. Dein Becken muss dafür leicht nach vorne gekippt sein. Nutze dazu eine Unterlage, wie eine Decke oder Kissen, um dich hier bequem einzurichten.

Wissenswertes/Geschichte: Auch wenn es leicht aussieht einfach nur in Sukhasana dazusitzen, kann es sehr herausfordernd werden. Gerade in der Ruhe und Stille wirst du genau spüren wo nach Anspannung und Unruhe in dir ist. Das Ziel ist nicht, diese Gefühle loszuwerden, sondern sie zu spüren und trotzdem sitzen zu bleiben. Das braucht einige Übung. Lass dir also Zeit und verabschiede dich von dem Gedanken der Perfektion.

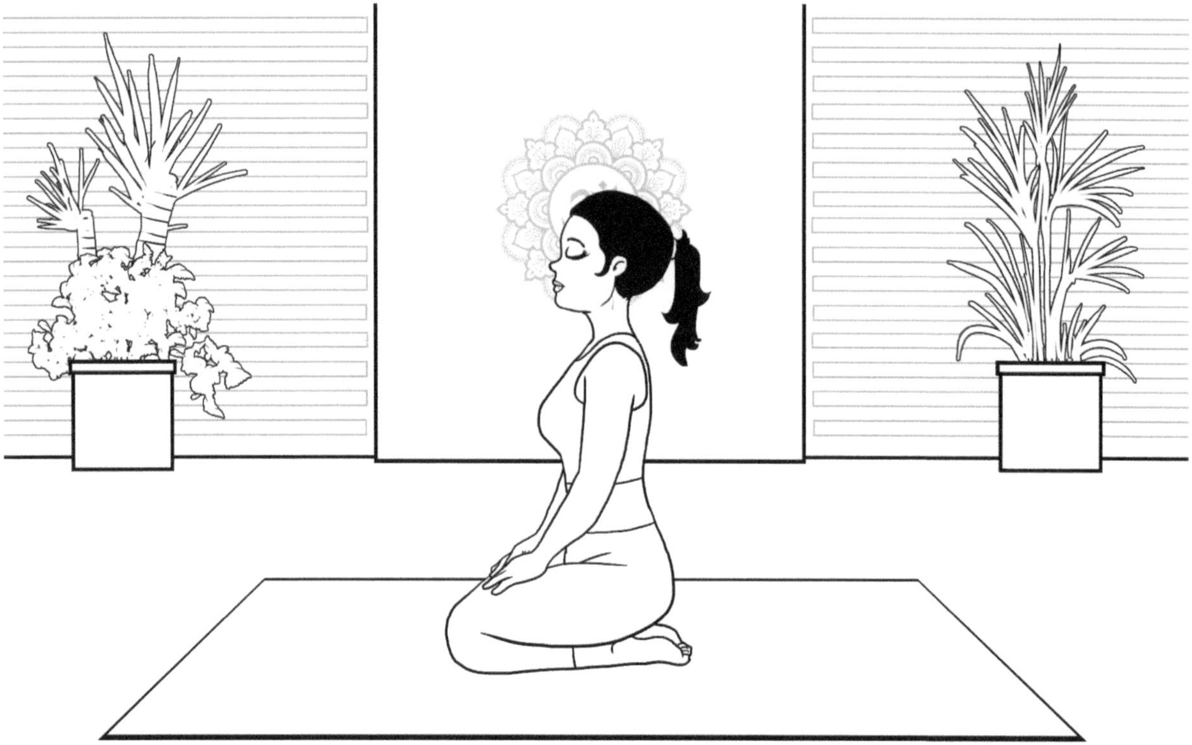

Vajrasana

Der Fersensitz

Affirmation: „Ich bin ganz und gar bei mir"

Chakra: Sakral Chakra, Stirn Chakra

Körperliche Wirkung: Vajrasana stärkt deine Rückenmuskeln, öffnet die Hüften, dehnt die Fußrücken und kreiert Lände in der Wirbelsäule.

Mentale & Emotionale Wirkung: Der Fersensitz hilft dir, dich zu zentrieren und zu fokussieren. Sie unterstützt deine innere Balance und Ausrichtung und schenkt deinem Geist Ruhe und deinen Emotionen Ausgeglichenheit.

Kontraindikationen: Bei Knie- Hüft- oder Fußproblemen solltest du Vajrasana nicht üben. In der Schwangerschaft solltest du die Knie etwas breiter auseinander legen, damit der Bauch dazwischen Platz hat und kein Druck darauf kommt.

Beschreibung:

- Knie dich auf deine Matte und lege die Fußrücken lang nach hinten ab.

- Bring deine Knie zusammen, so dass sich deine Oberschenkel und Waden berühren. Deine Hüfte sollte dabei gerade nach vorne ausgerichtet sein und dein Becken leicht nach vorne kippen, damit sich deine Wirbelsäule in ihrer natürlichen Krümmung aufrichten kann.

- Lege deine Hände auf den Oberschenkeln ab und schließe deine Augen.

- Dein Nacken ist ganz lang. Stelle dir vor, dass dein Scheitel von einem unsichtbaren Faden nach oben gezogen wird.

- Entspanne deinen Bauch und die Gesichtszüge. Atme ruhig und gleichmäßig und fokussiere deinen Geist auf deine Atmung.

- Bleibe mindestens 1 Minute sitzen, besser noch länger.

- Öffne zum Auflösen deine Augen und entspanne für einige Atemzüge im Sitzen oder in Rückenlage.

Häufige Fehler & Tipps: Du kannst dir zur Entlastung eine gefaltete Decke oder ein Kissen unter die Knie oder den Fußspann und/oder zwischen Waden und Oberschenkel legen. Deine Hüfte sollte gerade ausgerichtet sein und dein Rücken weder überstreckt, noch im Hohlkreuz sein.

Wissenswertes/Geschichte: Vajrasana eignet sich besonders gut für Atemübungen.

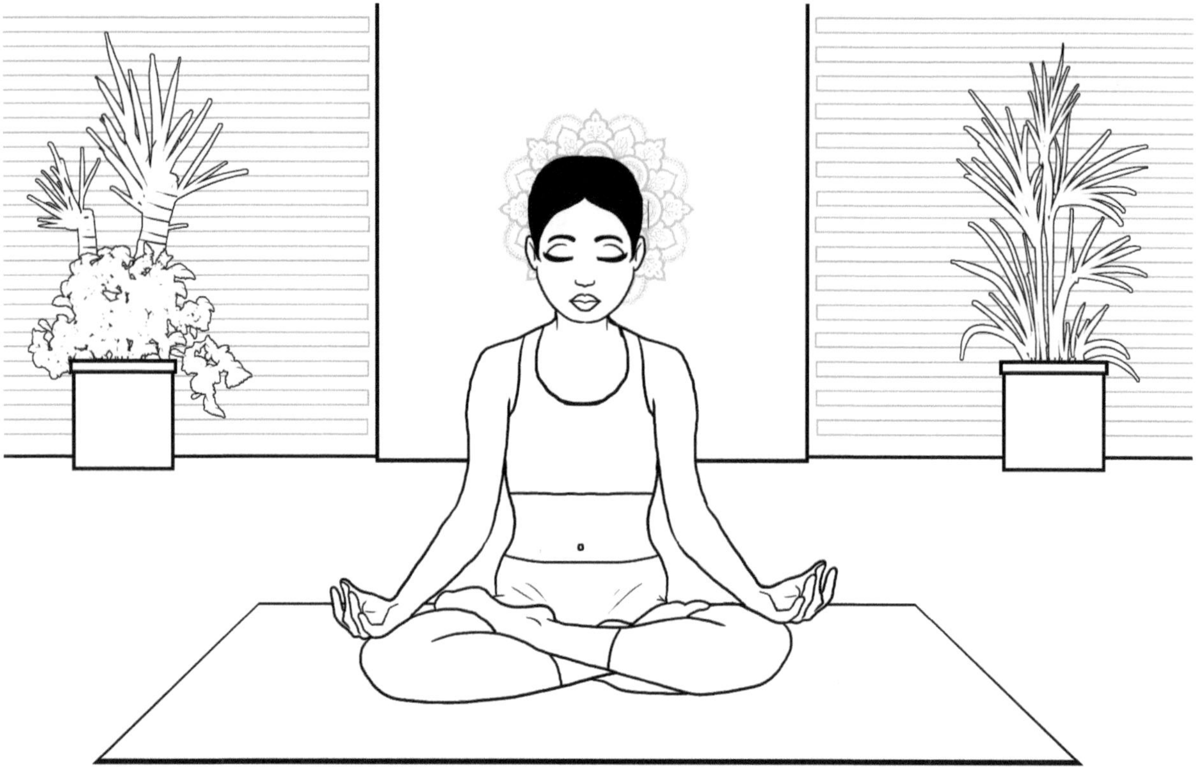

Padmasana

Der Lotussitz

Affirmation: „Ich bin vollkommen"

Chakra: Wurzel Chakra, Stirn Chakra

Körperliche Wirkung: Der Lotussitz stärkt die Rückenmuskulatur, öffnet deine Hüften und kreiert Länge und Aufrichtung in der Wirbelsäule.

Mentale & Emotionale Wirkung: Padmasana erdet und beruhigt deinen Geist, hilft dir dich zu fokussieren, stärkt deine Konzentration und schenkt dir Gelassenheit und Ausgeglichenheit.

Kontraindikationen: Bei Verletzungen oder Problemen mit den Knien, der Hüfte, dem unteren Rücken oder Knöcheln solltest du Padmasana nicht üben.

Beschreibung:

- Starte im Schneidersitz. Um dein Becken besser aufzurichten, sitz auf einer gefalteten Decke oder einem Kissen.
- Deine Sitzbeinhöcker sollten gerade Richtung Boden ausgerichtet sein. Greife dazu noch einmal unter dein Gesäß und ziehe es nach hinten und außen.
- Atme tief und ruhig und spüre noch einmal in die Aufrichtung deiner Wirbelsäule.
- Greife nun deinen rechten Fuß (oder den linken) und lege den Fußrücken auf deinem linken (oder rechten) Oberschenkel ab. Idealerweise sollte der Fuß in der Leistenbeuge liegen.
- Nimm nun den anderen Fuß und lege ihn auf den Oberschenkel oder in die Leistenbeuge des anderen Beines.
- Lege deine Hände auf den Oberschenkeln, den Knien oder in deinem Schoss ab und schließe deine Augen. Dein Nacken ist lang und deine Gesichtszüge und dein Bauch entspannt. Dein Scheitel strebt nach oben in Richtung Decke.
- Beobachte deinen Atem und sinke noch tiefer in den Sitz.
- Bleibe für mindestens 3-5 Minuten in dieser Haltung, besser noch länger.
- Komme zum Auflösen zuerst wieder zurück in den Schneidersitz und entspanne dann noch ein wenig im Sitzen oder in der Rückenlage.

Häufige Fehler & Tipps: Es spielt keine Rolle welcher Fuß im Lotussitz oben liegt. Meistens geht es mit einem Fuß einfacher als mit dem anderen. Experimentiere hier und schaue was sich für dich am besten anfühlt.

Wissenswertes/Geschichte: Der Lotussitz ist der wohl bekannteste und begehrteste Meditationssitz. Es erfordert allerdings einige Flexibilität im Lotus zu sitzen. Lasse dir daher Zeit mit dem Üben und wärme dich immer gut auf – am besten mit Asanas die die Hüfte dehnen. Zum Meditieren ist es übrigens nicht wichtig, in welcher Position du sitzt.

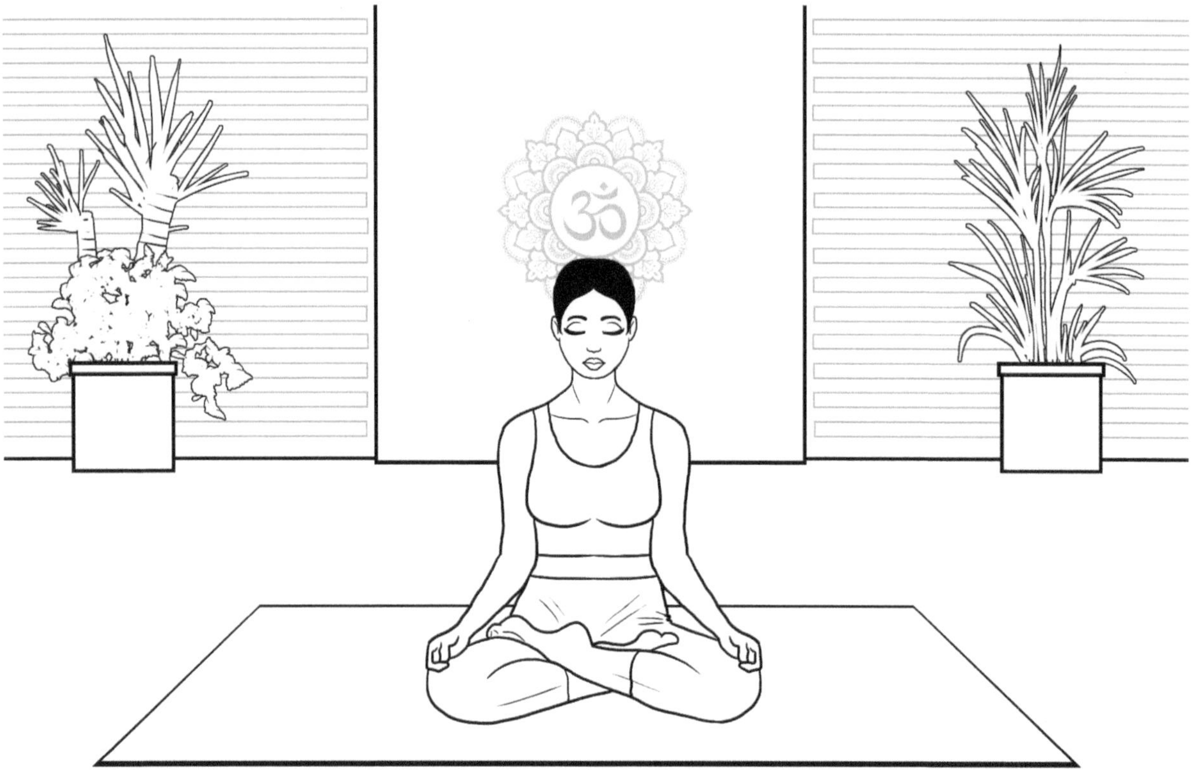

Ardha Padmasana

Der halbe Lotussitz

Affirmation: „Ich bin mit mir im Reinen"

Chakra: Wurzel Chakra, Stirn Chakra

Körperliche Wirkung: Der halbe Lotussitz dehnt deine Hüften, kräftigt deine Rückenmuskeln und schafft Länge in deiner Wirbelsäule.

Mentale & Emotionale Wirkung: Auch Ardha Padmasana ist ein Meditationssitz und sorgt für Klarheit und Fokus in deinem Geist. Sie hilft die deine Emotionen auszugleichen und stärkt deine Konzentration.

Kontraindikationen: Bei Problemen in Hüften, Knien, Knöcheln und der unteren Wirbelsäule solltest du Ardha Padmasana nicht üben.

Beschreibung:

- Starte im Schneidersitz. Um dein Becken besser aufzurichten, kannst du dich auf die Kante einer gefalteten Decke oder ein Kissen setzen.
- Deine Sitzbeinhöcker sollten gerade Richtung Boden ausgerichtet sein. Greife dazu noch einmal unter dein Gesäß und ziehe es nach hinten und außen heraus.
- Atme tief und ruhig und spüre die Aufrichtung deiner Wirbelsäule.
- Greife nun deinen rechten Fuß (oder den linken) und lege den Fußrücken auf deinem linken (oder rechten) Oberschenkel ab. Idealerweise sollte der Fuß in der Leistenbeuge liegen.
- Richte den anderen Fuß bequem unter dem oberen Bein auf der Matte ein. Die Fersen sollten dabei ungefähr auf einer Linie sein.
- Lege deine Hände auf den Oberschenkeln, den Knien oder in deinem Schoss ab und schließe deine Augen. Dein Nacken sollte lang sein und dein Körper – vor allem deine Gesicht, die Kiefer und der Bauch – sollte entspannt sein.
- Beobachte deinen Atem und lasse dich noch tiefer in den Sitz sinken, während dein Scheitel Richtung Decke strebt.
- Bleibe für mindestens 3-5 Minuten in dieser Haltung, besser noch länger.
- Komme zum Auflösen zuerst wieder zurück in den Schneidersitz und entspanne dann noch ein wenig im Sitzen oder in der Rückenlage.

Häufige Fehler & Tipps: Es ist nicht wichtig, welcher Fuß beim halben Lotus oben liegt. Meistens fühlt sich eine Seite besser an, als die andere. Um den vollen Lotus zu üben, kannst du aber auch abwechselnd den rechten oder den linken Fuß nach oben legen.

Wissenswertes/Geschichte: Ardha Padmasana ist dein Weg zum vollen Lotussitz. Sie ist quasi die Vorstufe, die du erst üben und beherrschen solltest, bevor du Padmasana, den vollen Lotussitz, übst. Allerdings reicht es auch, wenn du deine Meditation im halben Lotus – oder irgendeinem anderen Sitz – ausführst. Die Form spielt für das Gelingen der Meditation keine Rolle.

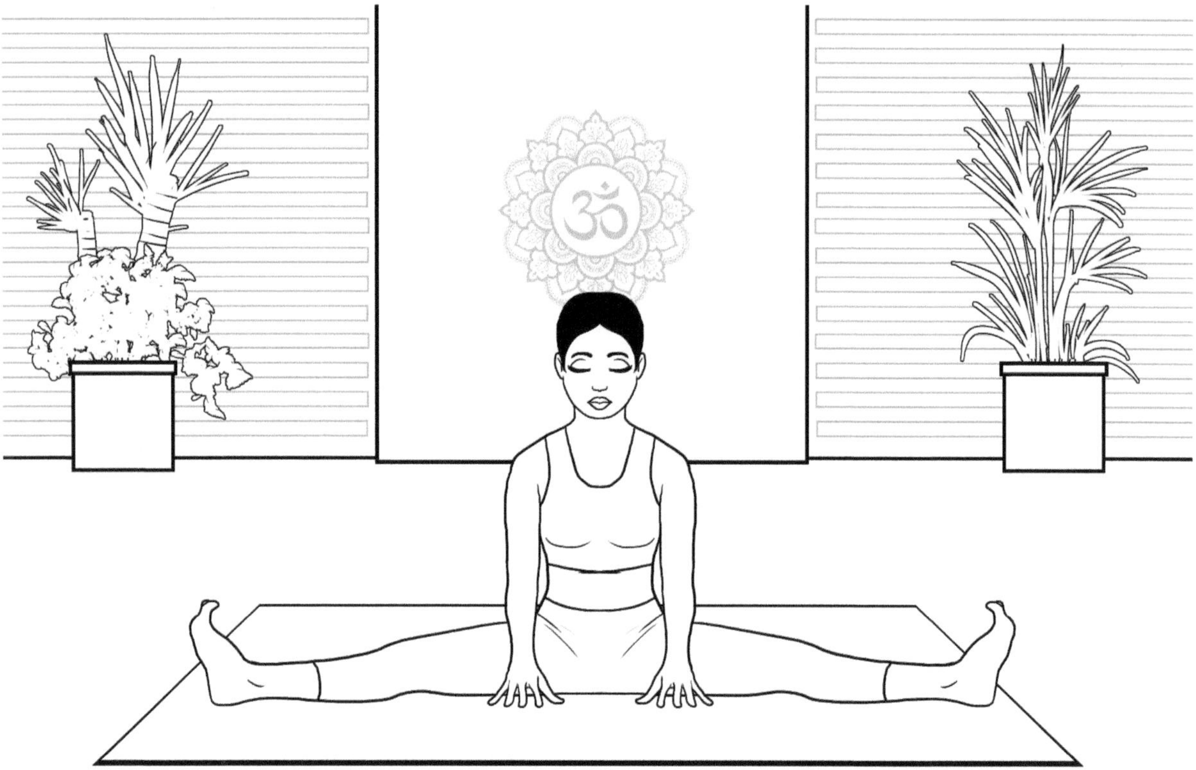

Konasana

Der Grätschsitz

Affirmation: „Ich akzeptiere mich, so wie ich bin"

Chakra: Wurzel Chakra, Sakral Chakra

Körperliche Wirkung: Konasana dehnt deine Hüften und die Vorder- und Rückseiten deiner Oberschenkel. Außerdem entlastet sie den unteren Rücken und mobilisiert deine Hüftgelenke.

Mentale & Emotionale Wirkung: Der Grätschsitz wirkt ausgleichend und beruhigend auf dein gesamtes Nervensystem, deinen Geist und deine Emotionen.

Kontraindikationen: Bei Problemen im unteren Rücke, der Hüfte oder den Knien solltest du Konasana nicht üben.

Beschreibung:

- Sitze quer auf deiner Matte. Atme ein paar Mal tief ein und aus und aktiviere deine Körpermitte.
- Grätsche nun deine Beine so weit, dass eine sanfte Dehnung in deinen Oberschenkeln entsteht. Deine Fußspitzen sind aktiv und zeigen in Richtung deines Körpers.
- Deine Sitzbeinhöcker sollten gerade Richtung Boden zeigen und satt verankert sein. Greife dafür unter dein Gesäß und ziehe es nach hinten und außen. Ruckle dich ruhig noch ein wenig zurecht, bis du spürst dass du gut sitzt.
- Lege deine Hände entweder auf deinen Oberschenkeln oder vor dir auf der Matte ab. Dein Rücken sollte in jedem Fall lang und gerade sein und dein Scheitel nach oben in Richtung Decke streben.
- Um deine Rücken zu unterstützen, kannst du dich auch mit dem Gesäß an eine Wand setzen und dich dort anlehnen.
- Schließe wenn du magst deine Augen und atme tief ein und aus.
- Bleibe für mindestens 5-10 Atemzüge hier, gerne auch länger.
- Nimm zum Auflösen deine Beine wieder zusammen und entspanne für einen Moment im Sitzen oder in Rückenlage.
- Übe Konasana gerne noch ein zweites Mal.

Häufige Fehler & Tipps: Achte darauf, dass deine Beine nicht nach innen fallen und dein Becken nach vorne kippt. Halte dafür die Füße aktiv und die Fußspitzen nach oben und außen gedreht.

Variation/en:

Um deine Hüften noch mehr zu dehnen, kannst du dich auch mit langem Rücken in die Vorbeuge sinken lassen.

Wissenswertes/Geschichte: Auch wenn Konasana leicht aussieht, kann sie gerade am Anfang recht herausfordernd sein. Vor allem wenn du viel am Schreibtisch sitzt, kann es ein wenig Zeit brauchen, um deine Hüftgelenke zu lösen und zu mobilisieren. Lass dir Zeit und mache die Grätsche gerade zu Beginn etwas schmaler. Keinesfalls solltest du beim Üben von Konasana Schmerzen spüren. Eine leichte Dehnung dagegen, ist erwünscht.

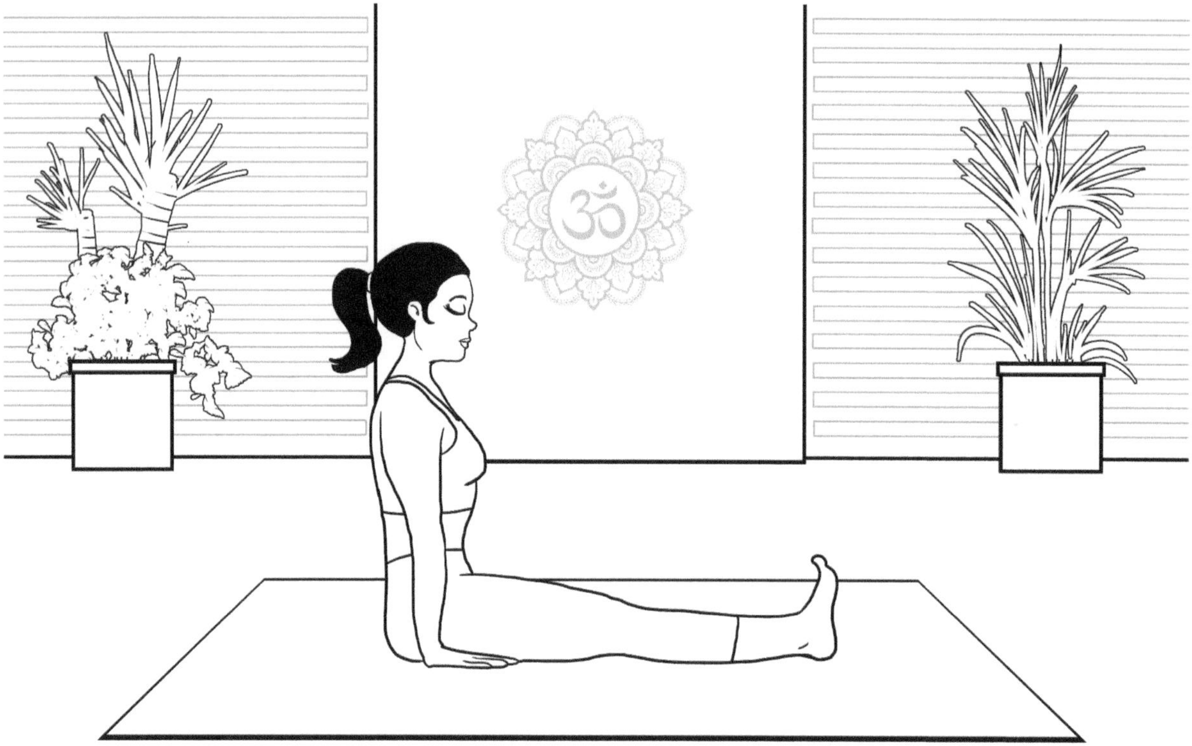

Dandasana

Der Stocksitz

Affirmation: „Ich bin wach und präsent"

Chakra: Wurzel Chakra, Sakral Chakra

Körperliche Wirkung: Dandasana stärkt und dehnt deine Beine - vor allem die Oberschenkel - und den unteren Rücken. Außerdem schafft sie Länge und Aufrichtung in der Wirbelsäule.

Mentale & Emotionale Wirkung: Der Stocksitz hilft dir deine Geist zu fokussieren und holt dich ins hier und jetzt. Sie gleicht außerdem deine Emotionen aus, reduziert Stress und beruhigt dein Nervensystem.

Kontraindikationen: Bei Schmerzen oder Problemen in den Beine, dem untern Rücken oder Handgelenken solltest du Dandasana nicht üben.

Beschreibung:

- Setze dich mit lang ausgestreckten Beinen auf deine Matte. Um dein Becken zu unterstützen, kannst du dich auf die Kante einer gefalteten Decke oder ein Kissen setzen.

- Deine Sitzbeinhöcker sollten gerade in Richtung Boden zeigen. Greife dafür noch einmal unter dein Gesäß und ziehe es nach hinten und außen hinaus.

- Richte deinen Rücken gerade auf. Stelle dir dazu vor, dass dein Scheitel an einem Faden hängt, der ihn in Richtung Decke zieht. Lasse dein Kinn leicht zur Brust sinken und entspanne deine Gesichtszüge, den Nacken und den Bauch.

- Halte deine Beine und Füße aktiv. Ziehe dabei die Knie tendenziell etwas zusammen und die Fußspitzen in Richtung deines Körpers.

- Deine Hände liegen flach neben deinem Gesäß und unterstützen aktiv die Aufrichtung deines Oberkörpers, jedoch ohne dabei Gewicht zu tragen.

- Bleibe für mindestens 10-15 Atemzüge hier. Gerne auch länger.

- Zum Auflösen lockere einfach deine Beine, Arme und den Rücken. Schüttle Beine und Arme ein wenig aus, wenn sich das gut anfühlt und/oder entspanne dich für einige Atemzüge im Sitzen oder in Rückenlage.

- Übe Dandasana dann gerne noch einmal.

Häufige Fehler & Tipps: Achte darauf, dass dein Rücken nicht rund ist und das deine Beine gerade sind und nicht nach außen oder innen fallen.

Wissenswertes/Geschichte: Dandasana sieht einfach aus, in ihr zu verharren kann aber sehr herausfordernd werden. Um deinen Körper zu neutralisieren, ist es auch sehr angenehm nach dem Stocksitz die sitzende Vorbeuge Paschimottanasana zu üben.

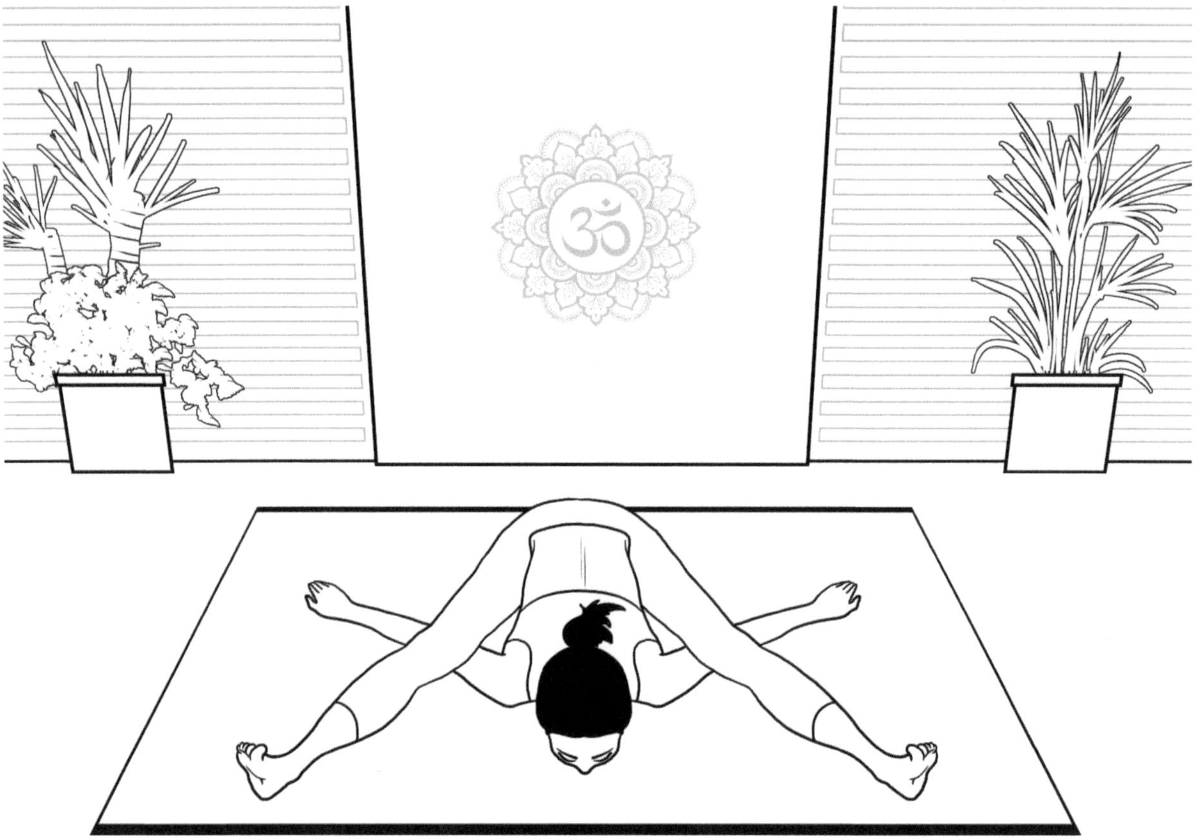

Kurmasana

Die Schildkröte

Affirmation: „Ich liebe und akzeptiere mich so wie ich bin"

Chakra: Wurzel Chakra, Herz Chakra

Körperliche Wirkung: Kurmasana mobilisiert deine Hüfte, schafft länge in der Wirbelsäule, öffnet den Brustraum und dehnt deine Beinrückseiten, den unteren Rücken und die Hüfte.

Mentale & Emotionale Wirkung: Die Schildkröte hilft dir, dich auf dein Inneres zu konzentrieren, dich auf deine Gedanken und Gefühle einzulassen, zu akzeptieren was ist und daraus Kraft zu schöpfen. Sie reguliert deine Emotionen und gleicht deinen Geist und dein Nervensystem aus. Sie ist die ideale Vorbereitung auf eine Meditation.

Kontraindikationen: Bei Problemen mit den Knien, dem untern Rücken, Schultern oder Hüften sowie in der Schwangerschaft solltest du Kurmasana nicht üben.

Beschreibung:

- Starte im Stocksitz und grätsche dann deine Beine wie für Konasana, den Grätschsitz.
- Atme tief und gleichmäßig und halte dein Körperzentrum aktiv, um den unteren Rücken zu schützen.
- Winkle nun deine Beine an, um die Arme darunter hindurch zu fädeln. Halte dabei die Fußspitzen aktiv, so dass nur deine Fersen den Boden berühren.
- Beuge dich von der Brust geführt nach vorne und bringe nun deine Arme unter den gebeugten Beinen hindurch. Die Knie sollten dabei schlussendlich direkt neben den Schultern liegen. Dafür kannst du auch die Beine noch weiter anbeugen. Dein Rücken bleibt dabei gerade ausgerichtet.
- Am Anfang kann es schon genug sein, wenn du hier einen Moment mit gestreckten Armen verweilst.
- Wenn du weitergehen möchtest strecke nun Arme, Beine und Rücken immer weiter aus, bis du mit deinem Kinn oder der Stirn die Matte berührst.
- Halte deine Beine gestreckt und die Füße aktiv. Die Fersen pressen dabei in die Matte und die Fußspitzen streben in Richtung deines Körpers. Deine Arme sind lang und deine Hände streben weg von deinem Körper.
- Wenn dein Nacken es erlaubt, setze dein Kinn auf oder liege mit der Stirn auf der Matte.
- Halte den Rücken lang und atme tief ein und aus. Bleibe für etwa 10-15 Atemzüge hier.
- Nimm zum Auflösen deine Hände zu Hilfe, richte dich langsam wieder auf und komme zurück ins Sitzen.
- Entspanne für einen Moment im Sitzen oder in Rückenlage.

Häufige Fehler & Tipps: Kurmasana ist sehr herausfordernd. Lasse dir daher genügend Zeit zum Üben und wärme dich immer gut auf. Achte darauf, dass deine Arme direkt unter den Knien ausgerichtet sind und das dein Rücken möglichst lang und gerade ist.

Wissenswertes/Geschichte: Zur Vorbereitung auf Kurmasana solltest du Konasana, den Grätschsitz, und die gegrätschte Vorbeuge üben. Beide helfen dir, die nötige Flexibilität in der Hüfte zu entwickeln, um bequem in der Schildkröte verweilen zu können.

Hüftöffner

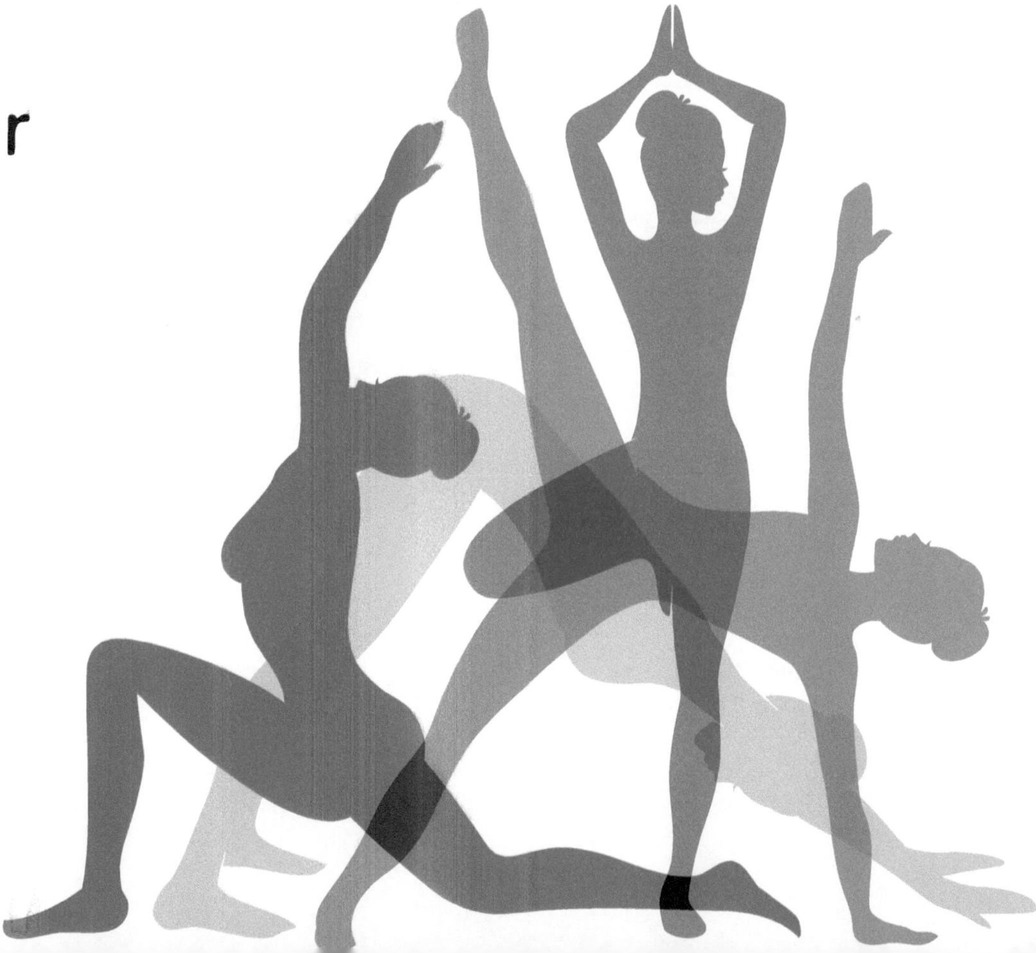

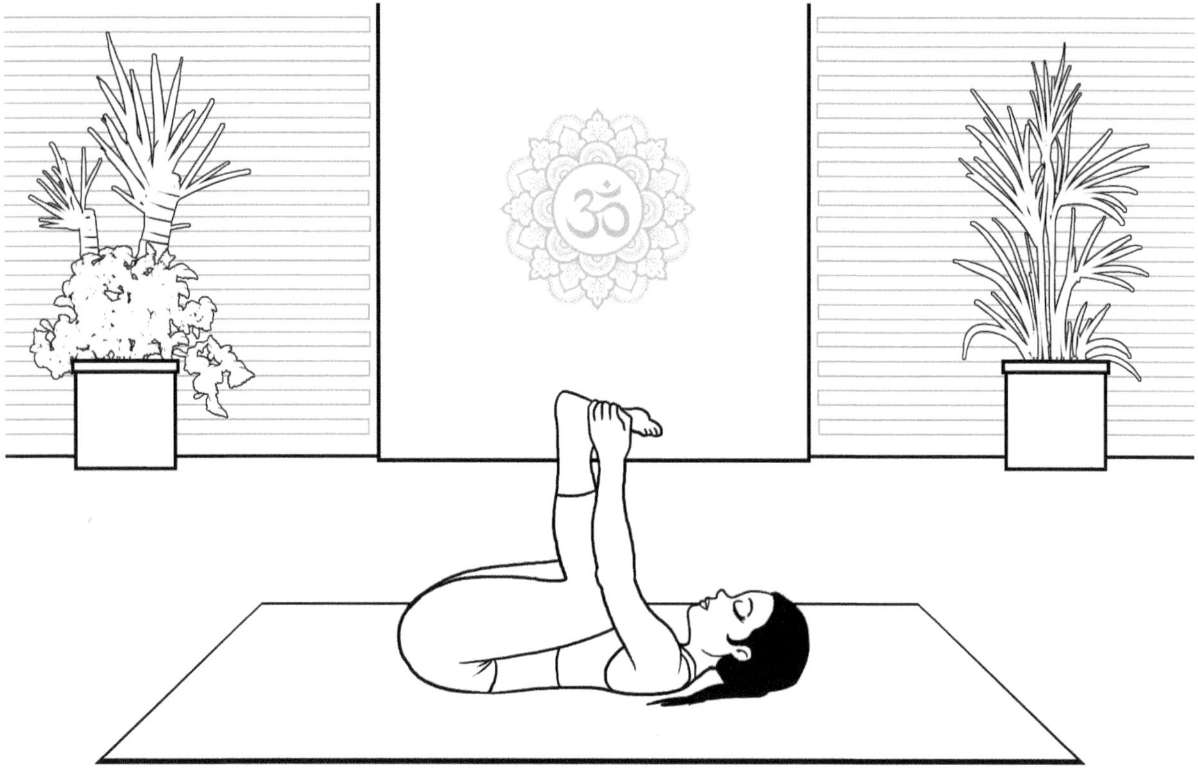

Ananda Balasana

Happy Baby

Affirmation: „Ich fühle mich wohl und glücklich wie ein Baby"

Chakra: Wurzel Chakra, Sakral Chakra

Körperliche Wirkung: Happy Baby dehnt deine Leisten, Hüften, die Rückseiten der Oberschenkel und entspannt deinen unteren Rücken.

Mentale & Emotionale Wirkung: Ananda Balasana ist eine Ruheinsel, die es deinem Geist erlaubt aufzutanken und sich zu erholen. Sie hilft bei Stress, Erschöpfung und Müdigkeit und harmonisiert den Fluss deiner Lebensenergie Prana.

Kontraindikationen: Bei Leistenbruch, Problemen mit den Hüften, Knien, Knöcheln oder dem unteren Rücken solltest du Happy Baby nicht üben.

Beschreibung:

- Starte in Rückenlage mit ausgestreckten Beinen. Atme ein paar Mal tief ein und aus und aktiviere deine Körpermitte.
- Ziehe mit dem Einatmen deine Knie zur Brust und greife dann mit dem Ausatmen innen an deinen Knien vorbei die Außenkanten deiner Füße.
- Strecke deine Füße nun hoch in deine Hände. Deine Knie streben dabei zu deinen Achselhöhlen und deine Fußgelenke sind direkt über den Knien ausgerichtet. Dein Rücken liegt lang am Boden. Deine Schulterblätter und dein Nacken sind entspannt und liegen satt auf der Matte.
- Atme tief in den Bauch der zwischen deinen Oberschenkeln liegt und entspanne dein Becken.
- Bleibe für 15-20 Atemzüge hier, gerne auch länger.
- Zum Auflösen nimm die Fußsohlen zusammen und bringe deine Beine langsam und kontrolliert wieder zurück auf die Matte.
- Entspanne für einige Atemzüge in Rückenlage und übe dann gerne noch einmal.

Häufige Fehler & Tipps: Achte darauf, dass dein Rücken lang und entspannt am Boden abliegt. Um deine Nacken zu unterstützen, kannst du deinen Kopf auf eine gefaltete Decke oder ein Kissen legen.

Wissenswertes/Geschichte: Wenn es dir schwerfällt deine Füße zu greifen, kannst du einen Yogagurt zu Hilfe nehmen und ihn um deine Zehen legen. Ananda Balasana ist eine sehr entspannende Übung, die du idealerweise am Ende deiner Praxis vor der Schlussentspannung übst. Aber auch um deinen Rücken zwischendurch zu entspannen oder vor dem Schlafengehen ist Happy Baby ideal.

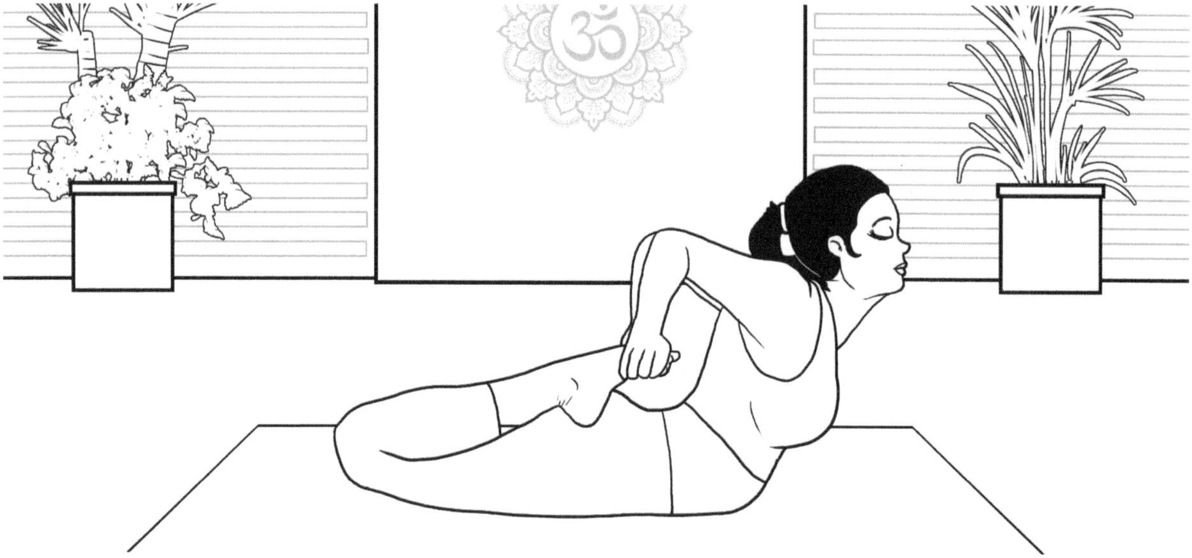

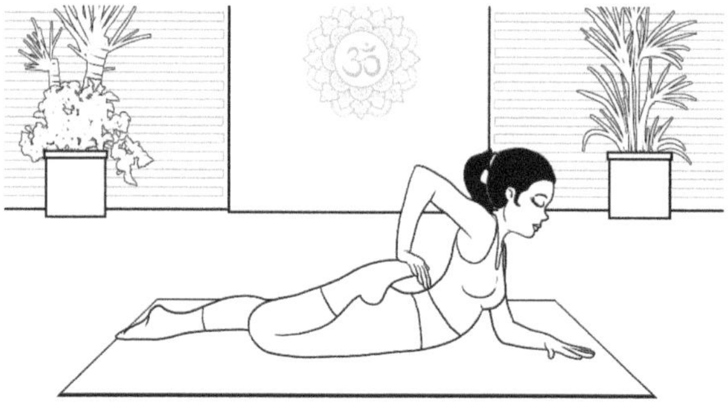

Bhekasana

Der Frosch

Affirmation: „Ich bin flexibel und lasse mich vom Leben tragen"

Chakra: Wurzel Chakra, Sakral Chakra

Körperliche Wirkung: Bhekasana dehnt die Vorderseiten deiner Beine, vor allem die Oberschenkel, die Füße und deinen Bauch. Außerdem öffnet sie öffnet die Brust und die Schultern.

Mentale & Emotionale Wirkung: Der Frosch wirkt anregend auf dein Nervensystem und reduziert Stress und Anspannung. Er hilft dir, dich zu fokussieren und gleicht deinen Geist und deine Emotionen aus.

Kontraindikationen: Bei Problemen mit den Knien, Knöcheln, Ellenbogen, Schultern oder Wirbelsäulenverletzungen sowie in der Schwangerschaft solltest du Bhekasana nicht üben.

Beschreibung:

- Starte in der Sphinx. Halte deine Körpermitte aktiv und atme tief und regelmäßig.
- Übe den halben Frosch auf beiden Seiten und entspanne einen Moment in Bauchlage bevor du wieder in die Sphinx kommst.
- Beuge nun beide Beine gleichzeitig an. Greife deine Fußspitzen und rolle die Schultern zurück, so dass dein Brustkorb sich öffnet. Deine Ellenbogen zeigen nach oben in Richtung Decke.
- Presse deine Füße in die Hände und schaffe so Aufrichtung im Oberkörper.
- Atme tief und ruhig in die Dehnung deines Körpers.
- Bleibe für etwa 5-10 Atemzüge hier.
- Komme zum Auflösen langsam und kontrolliert zurück in die Sphinx und entspanne anschließend für ein paar Atemzüge in Bauchlage.
- Übe Bhekasana gerne noch einmal.

Häufige Fehler & Tipps: Um deinen Oberkörper zu unterstützen kannst du dir eine gefaltete Decke oder ein Kissen unter den Brustkorb legen. Achte darauf, dass deine Knie nicht auseinander fallen, dass deine Hüfte gerade ausgerichtet bleibt und satt auf dem Boden aufliegt. Außerdem sollten dein oberer Rücken und dein Nacken lang sein und nicht einsinken.

Variation/en:

Starte für den halben Frosch in der Sphinx. Halte deine Körpermitte aktiv und beuge das rechte Bein. Greife mit der rechten Hand deine Fußspitze und richte deinen Oberkörper auf indem du den Fuß in die Hand presst. Deine Hüfte liegt satt am Boden und dein Ellenbogen zeigt nach oben Richtung Decke. Dein linkes Bein strebt aktiv nach hinten von deinem Körper weg und dein linker Arm liegt aktiv auf der Matte auf. Dein Nacken ist lang und entspannt. Bleibe für 5-10 Atemzüge hier, löse dann auf zurück in die Sphinx. Entspanne für einige Atemzüge in Bauchlage und übe dann die andere Seite.

Wissenswertes/Geschichte: Der Frosch ist eine sehr herausfordernde Asana. Du solltest dir daher beim Üben Zeit lassen und immer erst den halben Frosch auf beiden Seiten üben und dich gut aufwärmen bevor du in den ganzen Frosch gehst. Am Anfang reicht es, wenn du nur den halben Frosch übst, bis du dich darin sicher und wohl fühlst.

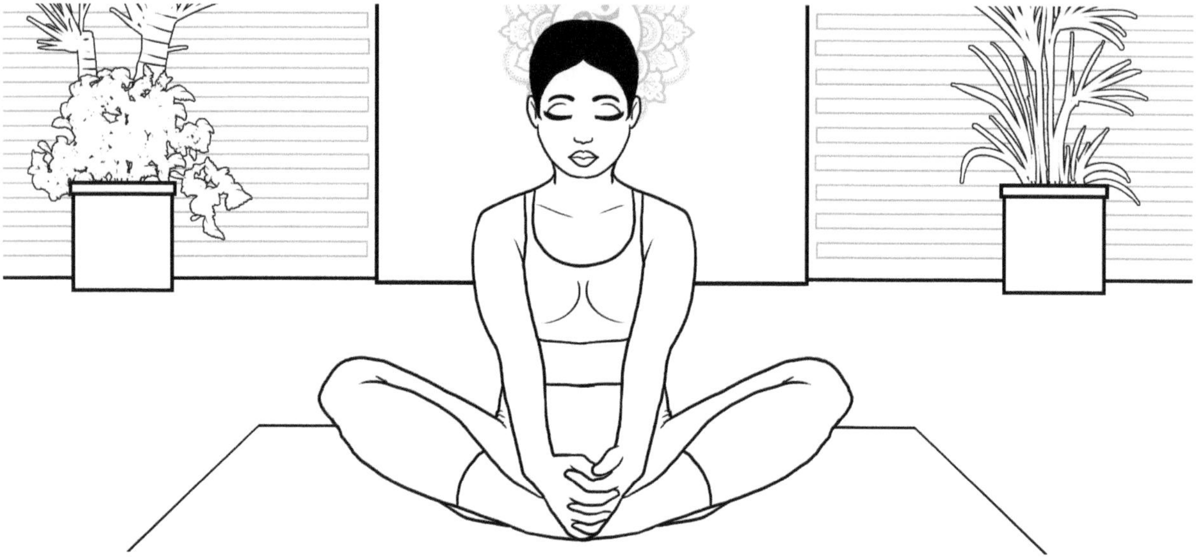

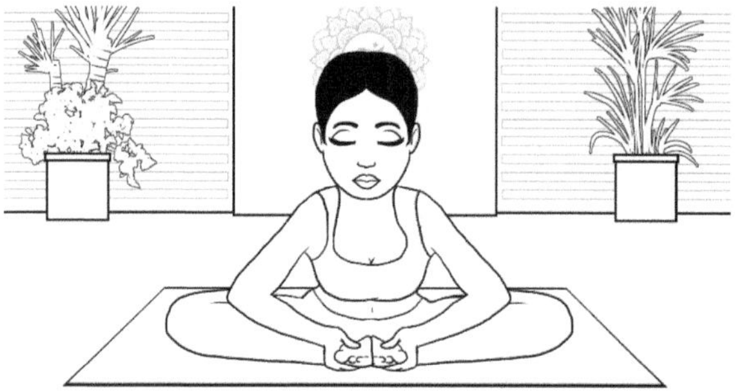

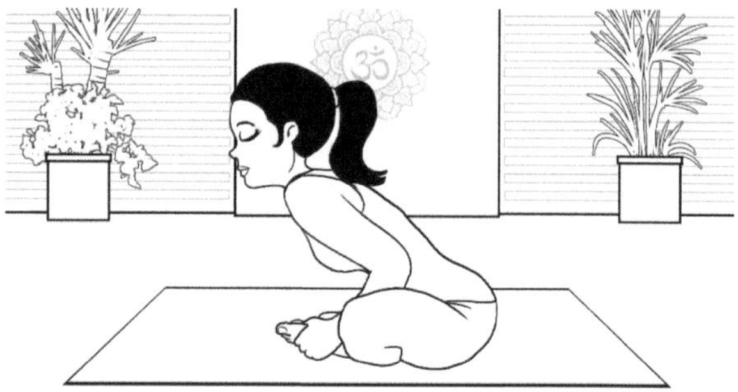

Bhadrasana

Der Schmetterling

Affirmation: „Ich sehe die Schönheit in mir und allem um mich herum"

Chakra: Wurzel Chakra, Herz Chakra

Körperliche Wirkung: Bhadrasana öffnet die Hüften und entspannt den unteren Rücken.

Mentale & Emotionale Wirkung: Der Schmetterling hilft dir zu entspannen, Stress abzubauen, beruhigt dein Nervensystem und gleicht deinen Geist und deine Emotionen aus.

Kontraindikationen: Bei Problemen mit der Hüfte, den Knien oder dem unteren Rücken solltest du Bhadrasana nicht üben.

Beschreibung:

- Starte in einem bequemen Sitz. Atme ruhig und gleichmäßig und aktiviere dein Körperzentrum indem du den Bauchnabel zur Wirbelsäule ziehst.
- Dein Scheitel sollte nach oben streben, als wäre er an einem Faden aufgehängt. Dein Rücken und dein Nacken sind lang und deine Sitzbeinhöcker zeigen gerade Richtung Boden.
- Greife noch einmal unter dein Gesäß und ziehe es nach hinten und außen hinaus. Du kannst auch ein wenig hin und her schaukeln oder ruckeln bis du wirklich bequem und gut verankert sitzt.
- Winkle nun deine Beine an und bringe die Fußsohlen zueinander. Greife deine Füße oder die Schienbeine und atme ruhig und gleichmäßig ein und aus.
- Bleibe hier für 10-20 Atemzüge, gerne auch mehr.
- Komme von hier mit langem Rücken in die Vorbeuge und bleibe noch einmal für 5-10 Atemzüge hier.
- Löse auf indem du dich wieder aufrichtest, deine Füße aufstellst und die Knie ein paar Mal wie Scheibenwischer hin- und her bewegst um die Hüften zu neutralisieren.
- Übe gerne noch einmal oder entspanne für ein paar Atemzüge in Rückenlage.

Häufige Fehler & Tipps: Achte darauf, dass dein Rücken lang ist und nicht rund wird. Um die Aufrichtung deines Beckens zu unterstützen, kannst du dich auf die Kante einer gefalteten Decke oder ein Kissen setzen.

Wissenswertes/Geschichte: Besonders wohltuend ist es, wenn du im Schmetterling ein wenig mit den Knien auf- und ab wippst.

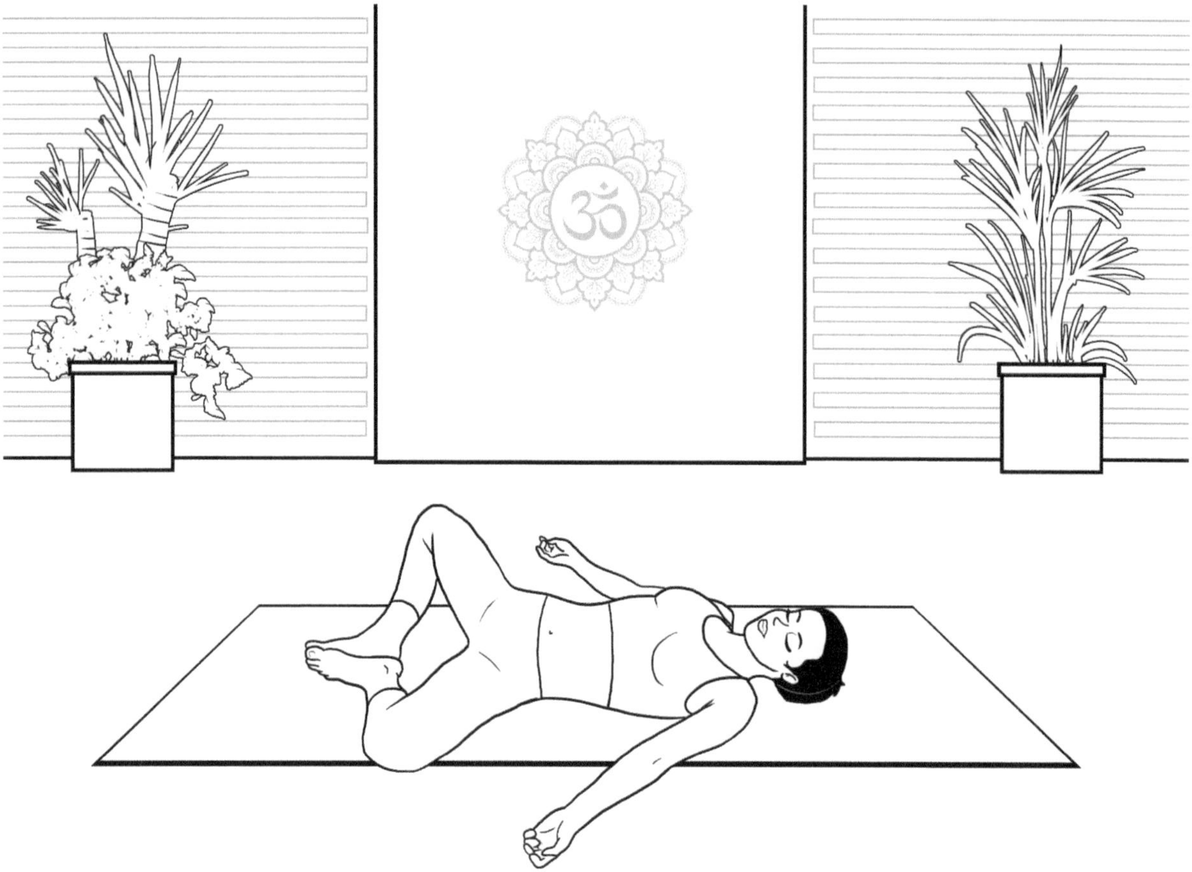

Supta Baddha Konasana

Der liegende Schmetterling

Affirmation: „Ich sinke in mein Inneres und entspanne voll und ganz"

Chakra: Wurzel Chakra, Stirn Chakra

Körperliche Wirkung: Der liegende Schmetterling dehnt deine Hüften und entspannt den unteren Rücken.

Mentale & Emotionale Wirkung: Supta Baddha Konasana wirkt besonders ausgleichend und entspannend auf deinen Geist und deine Emotionen. Sie harmonisiert das Nervensystem, baut Stress und Anspannung ab und regeneriert deine Lebensenergie Prana.

Kontraindikationen: Bei Problemen in den Knien oder dem unteren Rücken solltest du den liegenden Schmetterling nicht üben.

Beschreibung:

- Lege dich ausgestreckt in Rückenlage auf deine Matte. Atme tief und regelmäßig ein und aus und entspanne dein Gesicht, deinen Nacken, Bauch und Beine.

- Winkel nun die Beine an und führe deine Fußsohlen wie im Schmetterling zusammen.

- Lasse die Knie nach außen fallen und lege die Arme entspannt neben deinem Körper ab, die Handflächen zeigen nach oben.

- Entspanne deinen Geist und deinen Körper und bleibe für mindestens 1 Minute hier, gerne auch länger.

- Stelle zum Auflösen deine Füße auf und schaukle deine Knie ein paar Mal wie Scheibenwischer hin und her, um deine Hüften zu neutralisieren.

- Entspanne noch für ein paar Atemzüge in Rückenlage, bzw. komm in Shavasana.

Häufige Fehler & Tipps: Der liegende Schmetterling ist perfekt, um vor dem Schlafengehen die Anspannung des Tages einfach abfließen zu lassen. Dazu kannst du sie ganz einfach im Bett üben und dann direkt einschlafen. Achte beim Üben darauf, dass dein ganzer Rücken inklusive Hüften, Nacken und Schultern flach auf der Unterlage aufliegen und du kein Hohlkreuz machst. Um besser entspannen zu können, kannst du die eine gefaltete Decke oder ein Kissen unter den Kopf oder in den Nacken legen.

Variation/en:

Du kannst deine Hände auch auf deinen Bauch legen und/oder deinen Rücken mit einer gerollten Decke oder einem dicken Kissen leicht erhöht legen.

Wissenswertes/Geschichte: Supta Baddha Konasana ist die passive Variante des Schmetterlings. Sie ist eine restorative Position und wird gerne im Yin Yoga geübt. Sie ist perfekt, um in deine Praxis einzusteigen oder vor der Schlussentspannung abzuschließen.

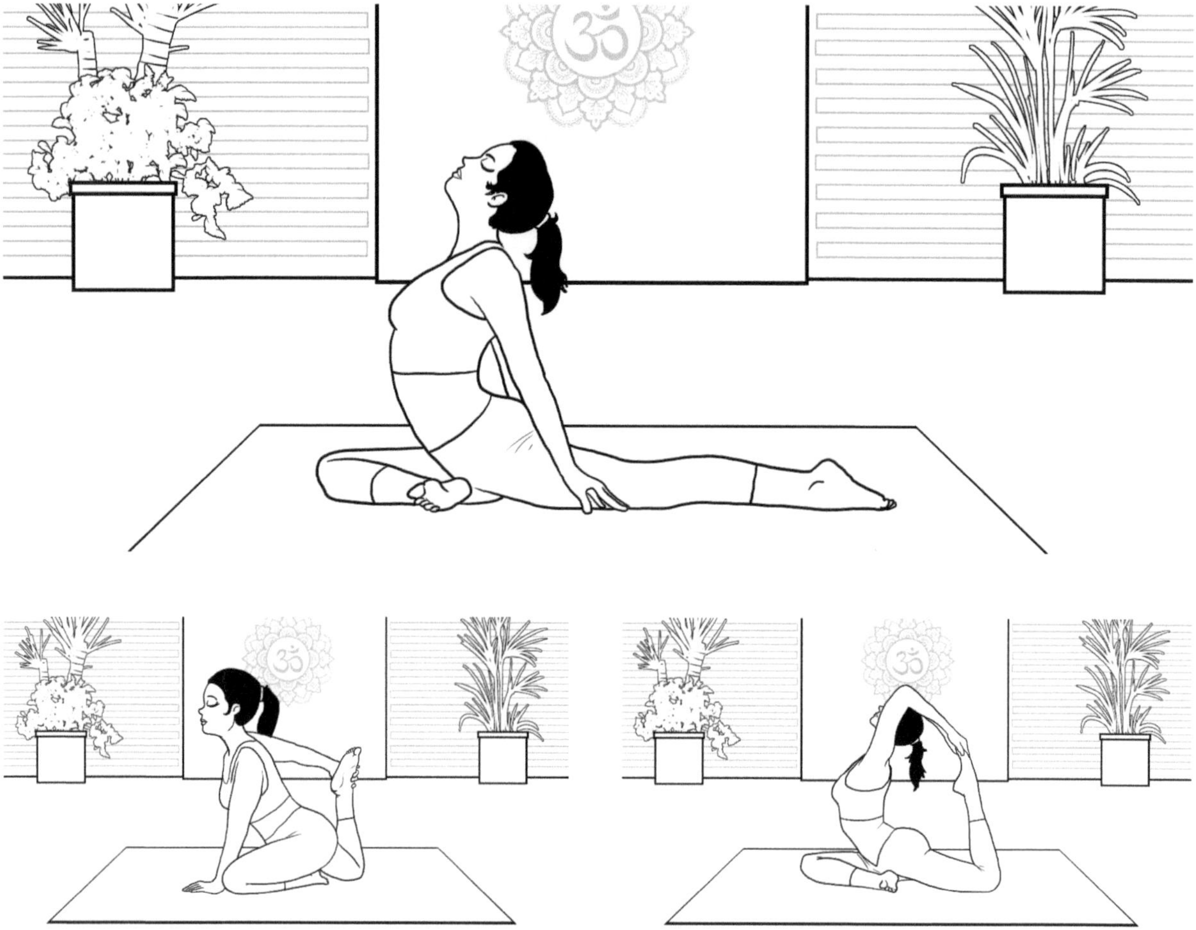

Kapotasana

Die Taube

Affirmation: „Ich bin Frieden"

Chakra: Wurzel Chakra, Herz Chakra

Körperliche Wirkung: Kapotasana dehnt deine gesamte Vorderseite, öffnet die Hüfte, Schultern und den Brustraum, unterstützt deine Atmung und hält die Wirbelsäule flexibel.

Mentale & Emotionale Wirkung: Die Taube ist sehr anregend. Sie vitalisiert deinen Geist, harmonisiert dein Nervensystem und leitet deine Lebensenergie Prana in deinen Herzraum.

Kontraindikationen: Bei Kopfschmerzen und Problemen mit dem unteren Rücken, den Hüften, Knien oder Schultern solltest du die Taube nicht üben.

Beschreibung:

- Starte im herabschauenden Hund. Strecke dein rechtes Bein nach hinten oben aus und bringe es von dort nach vorne zwischen deine Hände. Dein Schienbein sollte möglichst parallel zur kurzen Mattenkante liegen. Du kannst dein Knie aber auch etwas mehr anbeugen, denn durch den Winkel deines Knies kannst du die Intensität der Dehnung variieren.

- Senke nun deine Hüfte ab und bringe das linke Knie und den Fußrücken zum Boden. Deine Hüfte sollte gerade nach vorne ausgerichtet sein und dein Bein lang am Boden ausgestreckt liegen. Halte dabei dein Körperzentrum aktiv, um deinen unteren Rücken zu schützen und atme ruhig und gleichmäßig weiter.

- Wenn du Hüfte und Beine bequem ausgerichtet hast, lege deine Hände auf den rechten Unterschenkel und richte deinen Oberkörper auf.

- Bleibe hier oder setze deine Hände neben deinem Gesäß auf die Matte und beuge deinen Kopf zurück, so dass dein Blick nach oben in Richtung Decke geht.

- Bleibe für 5-10 Atemzüge in dieser Haltung.

- Löse auf, indem du deine Hände wieder nach vorne auf die Matte bringst und dich zurück in den herabschauenden Hund schiebst.

- Entspanne für einige Atemzüge im herabschauenden Hund und übe dann die andere Seite.

Häufige Fehler & Tipps: Achte darauf, dass deine Hüften immer gerade ausgerichtet sind und dein hinteres Bein nicht nach außen fällt. Um die Ausrichtung deiner Hüfte zu unterstützen, kannst du dir eine gerollte oder gefaltete Decke oder ein Kissen unter Hüfte oder Gesäß legen. Wenn du empfindliche Knie hast, kannst du auch das hintere Knie ein wenig polstern, damit du schmerzfrei in Kapotasana verweilen kannst und/oder die Zehen des hinteren Fußes aufstellen.

Variation/en:

- Wenn du sehr flexibel bist, beuge dein hinteres Bein und greife deinen Fuß. Presse in die Hand, um noch mehr Öffnung im Brustraum und Dehnung im Oberschenkel zu schaffen.

- Wenn du noch weiter gehen möchtest, greife deinen hintern Fuß mit beiden Händen. Die Ellenbogen zeigen dabei nach oben und dein Scheitel strebt in Richtung deiner Fußsohle und umgekehrt. Dies ist eine sehr fortgeschrittene Haltung, die du erst üben solltest, wenn du dich in den vorangegangenen sicher und wohl fühlst.

Wissenswertes/Geschichte: Kapotasana ist eine sehr anspruchsvolle Asana. Lasse dir also Zeit beim Üben und wärme dich vorher immer gut auf. Gehe nur so weit, wie es dein Körper zulässt und überfordere dich nicht.

Sonstige Haltungen

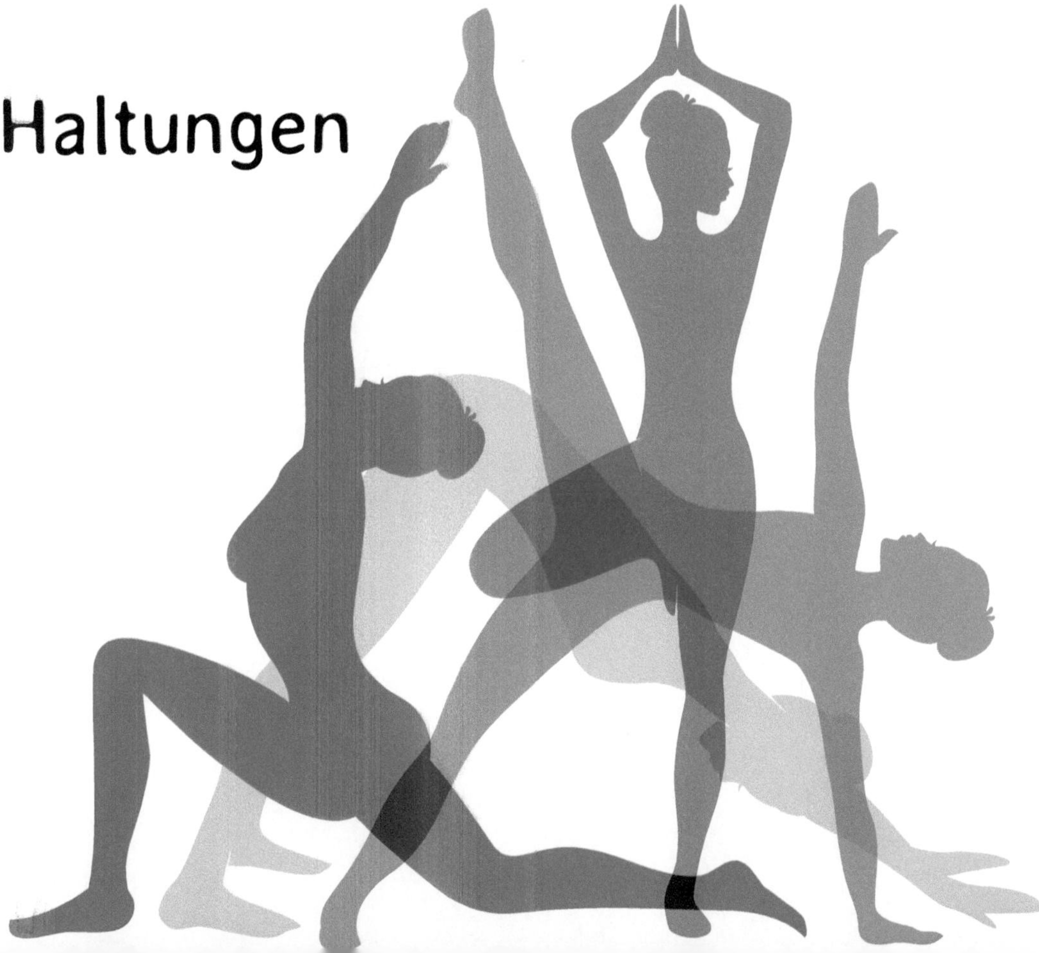

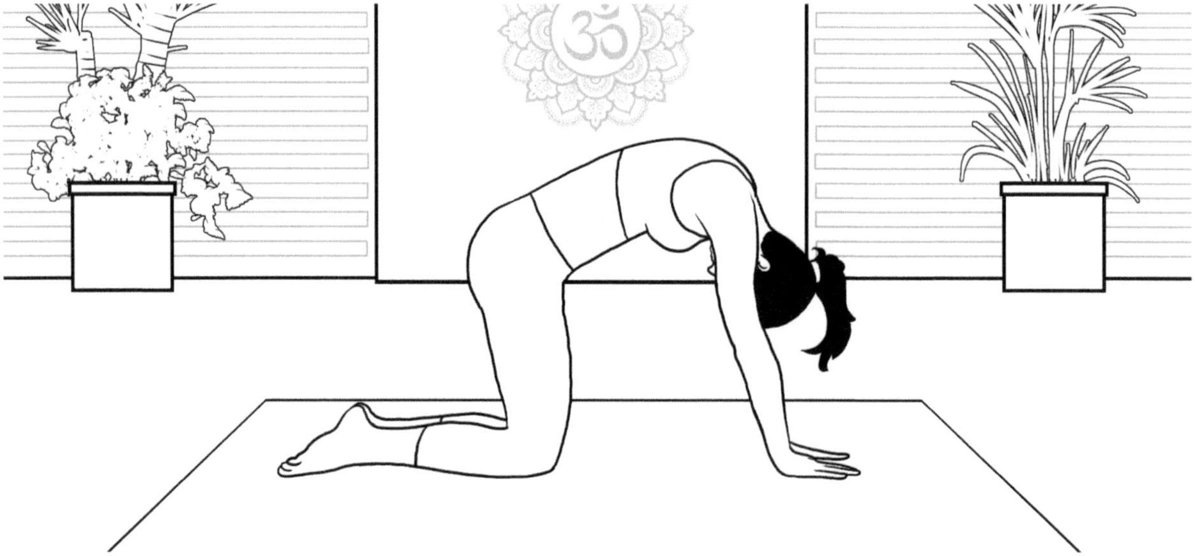

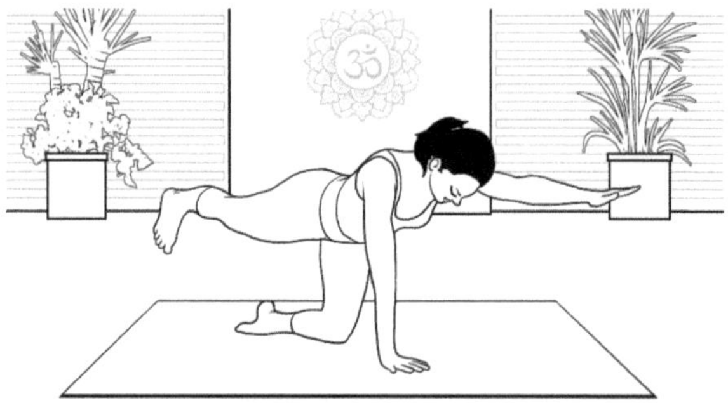

Cakravakasana

Die Katze

Affirmation: „Ich bin geschmeidig wie eine Katze"

Chakra: Solarplexus Chakra, Herz Chakra

Körperliche Wirkung: Die Katze mobilisiert deine Wirbelsäule, öffnet die Schultern und dehnt den Rücken.

Mentale & Emotionale Wirkung: Cakravakasana entspannt deinen Geist, reduziert Stress und harmonisiert dein Nervensystem.

Kontraindikationen: Bei Verletzungen der Handgelenke, Ellenbogen, Schultern, Knien oder Hüften solltest du die Katze nicht üben.

Beschreibung:

- Komm in den Vierfüßlerstand und aktiviere deine Körpermitte. Deine Hände sind unter den Schultern aufgestellt, die Finger leicht gespreizt und die Ellenbogen leicht nach außen rotiert. Die Mittelfinger zeigen gerade nach vorne und die Knie sind gerade unter der Hüfte ausgerichtet. Deine Fußrücken liegen flach auf der Matte oder deine Zehen sind aufgestellt.

- Runde nun mit der Ausatmung deinen Rücken und kreiere einen Katzenbuckel.

- Bleibe für einige Atemzüge hier und atme in die Dehnung deines Rückens oder übe die dynamische Katze/Kuh.

- Komme zum Auflösen einfach wieder in den Vierfüßlerstand.

Häufige Fehler & Tipps: Bei der Katze kannst du eigentlich nichts falsch machen. Lasse dich von deinem Gefühl leiten und bleibe weich und entspannt. Sie ist eine der simpelsten und gleichzeitig wohltuendsten Übungen, die das Yoga überhaupt zu bieten hat. Erlaube dir ruhig deinen Rücken wie die Katze zu recken und zu strecken und lasse den Kopf schwer nach unten hängen, um noch mehr loszulassen und zu entspannen.

Variation/en:

Um deine Körpermitte zu stärken, kannst du jeweils den entgegengesetzten Arm und Bein lang ausstrecken und entweder für 3-5 Atemzüge halten oder Ellenbogen und Knie beim Ausatmen unter dem Bauch zusammenbringen und beim Einatmen wieder strecken. Übe immer auf beiden Seiten gleich.

Wissenswertes/Geschichte: Cakravakasana wird selten alleine geübt. Meistens wird sie im Wechsel mit Bitliasana als dynamische Katze/Kuh geübt. Katze/Kuh ist wegen ihrer entspannenden und mobilisierenden Wirkung auf die Wirbelsäule der Klassiker in jeder Yogastunde und kann von fast jedem geübt werden.

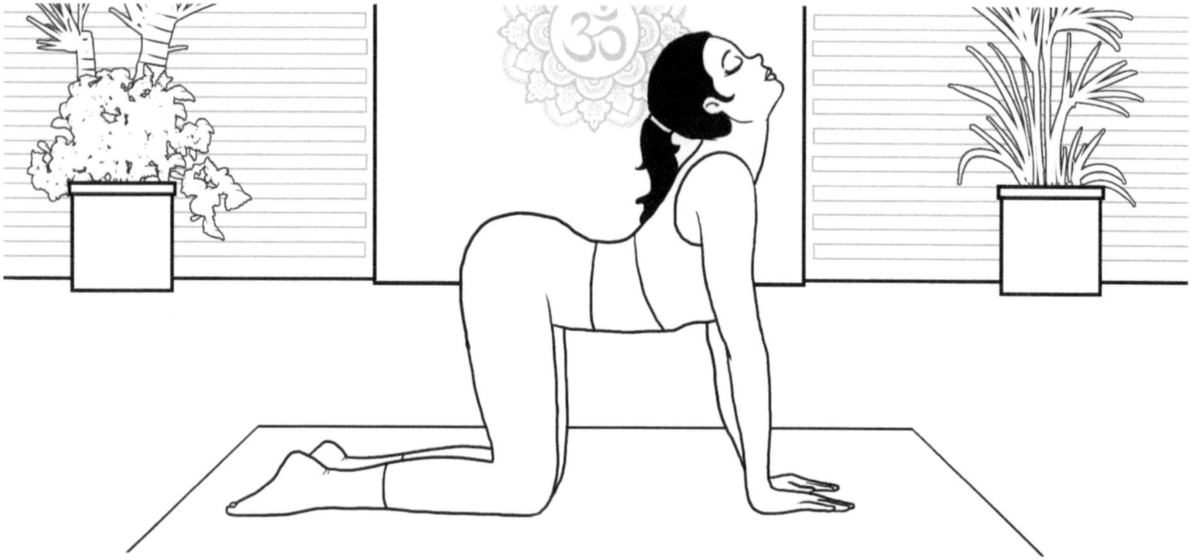

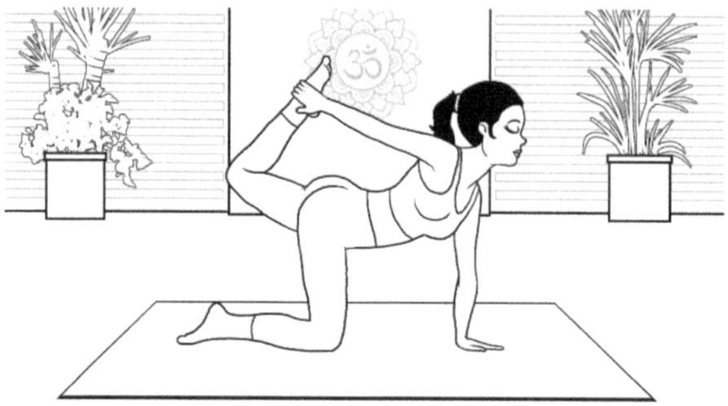

Bitliasana

Die Kuh

Affirmation: „Ich öffne mich der Freude des Lebens"

Chakra: Sakral Chakra, Herz Chakra

Körperliche Wirkung: Bitliasana mobilisiert die Wirbelsäule, öffnet den Herzraum, dehnt deinen Rumpf und die Schultern und vertieft deine Atmung.

Mentale & Emotionale Wirkung: Die Kuh wirkt sanft anregend, schenkt dir Lebensfreude und Energie und harmonisiert den Fluss deiner Lebensenergie Prana.

Kontraindikationen: Bei Verletzungen der Wirbelsäule, Knien, Ellenbogen, Schultern oder Handgelenken solltest du Bitliasana nicht üben.

Beschreibung:

- Komme in den Vierfüßlerstand. Deine Hände sind unter den Schultern ausgerichtet, die Ellenbogen leicht nach außen rotiert, die Finger gespreizt und die Mittelfinger zeigen gerade nach vorn. Die Knie sind gerade unter deiner Hüfte und deine Füße sind entweder aufgestellt oder liegen flach am Boden.

- Beuge nun mit der Einatmung deinen Rücken nach hinten und richte deinen Blick in Richtung Decke. Entspanne dich in die wohlige Dehnung aber halte dein Körperzentrum aktiv, um deine unteren Rücken zu schützen.

- Verbleibe hier für einige Atemzüge oder übe die dynamische Katze/Kuh.

- Komme zum Auflösen einfach zurück in den Vierfüßlerstand.

Häufige Fehler & Tipps: Achte darauf, dass du nicht ins Hohlkreuz kommst. Wenn dein Nacken schmerzt, kannst du ihn auch gerade lassen und den Blick auf den Boden gerichtet lassen. Polstere deine Knie mit einer gefalteten Decke oder einem Kissen, wenn sie zu empfindlich sind.

Variation/en:

Wenn du sehr flexibel bist, kannst du auch ein Bein beugen und mit der gegenüberliegenden Hand hinter deinem Rücken greifen. Presse den Fußrücken satt in deine Hand, um Widerstand zu kreieren und deine Brust noch mehr zu öffnen.

Wissenswertes/Geschichte: In Kombination mit der Katze wirkt die Kuh nicht nur Wunder für deine Wirbelsäule, Schultern und Herzraum sondern massiert deine inneren Organe, reguliert deine Verdauung und kann bei Verstopfung helfen.

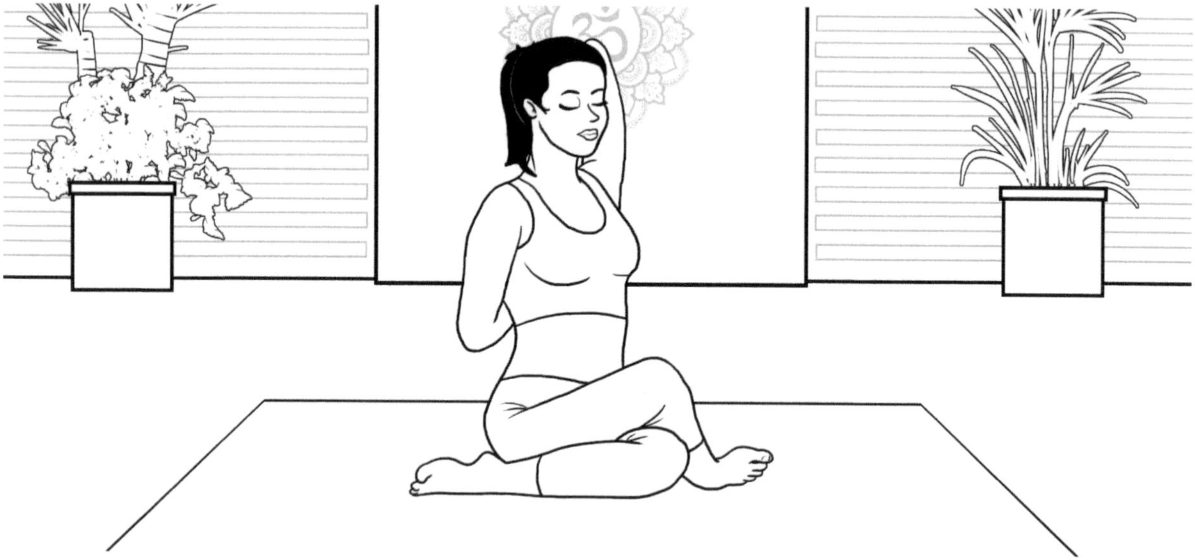

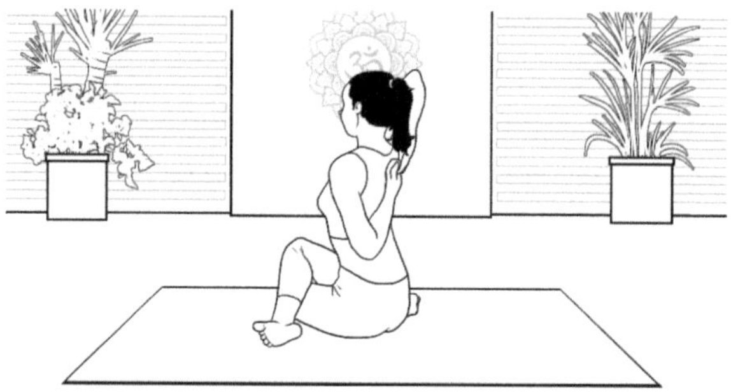

Gomukhasana

Der Kuhkopf

Affirmation: „Ich bin anmutig und zentriert"

Chakra: Wurzel Chakra, Sakral Chakra, Herz Chakra

Körperliche Wirkung: Gomukhasana dehnt deine Hüften, das Gesäß und den unteren Rücken. Sie öffnet deine Schultern und den Brustraum und kreiert Weite in deinem Rumpf.

Mentale & Emotionale Wirkung: Der Kuhkopf beruhigt und zentriert. Diese Asana schenkt dir Ruhe und Ausgeglichenheit, hilft Stress zu reduzieren und gleicht beide Gehirnhälften aus.

Kontraindikationen: Bei Problemen mit den Hüften, Knien, Schultern oder dem unteren Rücken sowie in der Schwangerschaft solltest du Gomukhasana nicht üben.

Beschreibung:

- Starte in einem bequemen Sitz. Strecke deine Beine lang auf der Matte aus. Atme ein paar Mal tief ein und aus und aktiviere dein Körperzentrum.
- Schlage nun das rechte Bein über das linke, so dass deine Knie etwa auf einer Höhe gestapelt sind. Am Anfang kann das schon genug sein. Höre auf deinen Körper und bleibe hier, wenn du nicht weiter kommst.
- Um in die volle Haltung zu kommen, beuge nun das linke untere Bein, so dass deine Fußsohle parallel zur Mattenkante liegt. Halte deine Füße aktiv, um deine Knie zu schützen und bleibe aufgerichtet im Rücken.
- Strecke nun deinen linken Arm hoch über den Kopf und den rechten Richtung Boden. Beuge beide Arme hinter deinen Rücken und greife deine Handgelenke, Hände oder Fingerspitzen – je nachdem, wie weit du kommst.
- Bleibe für 10-20 Atemzüge hier und atme in die Dehnung deiner Schultern. Um noch mehr Weite in den Schultern zu kreieren, kannst du dich auch nach vorne lehnen. Achte dabei darauf, das dein Rücken lang bleibt.
- Zum Auflösen entknote deine Arme und Beine und sitze wieder mit ausgestreckten Beinen.
- Entspanne für einige Atemzüge hier und/oder übe Paschimottanasana, um den Rücken zu neutralisieren und übe dann die andere Seite Kuhkopf.

Häufige Fehler & Tipps: Um lang im Rücken zu bleiben, setze dich auf die Kante einer gefalteten Decke oder ein Kissen. Wenn du deine Hände hinter dem Rücken nicht zusammenbringst, benutze einen Yogagurt, ein Handtuch oder T-Shirt. Achte darauf, dass dein Gesäß satt am Boden aufliegt und dass deine Knie in einer Linie übereinanderliegen.

Variation/en:

Du kannst Gomukhasana auch halb üben, das heißt entweder nur die Beine übereinanderschlagen und in die Dehnung atmen oder nur die Hände hinter den Rücken bringen und in die Dehnung eintauchen. Beide sind sehr effektiv

Wissenswertes/Geschichte: Beim Üben von Gomukhasana gilt, dass immer die entgegengesetzten Gliedmaßen oben bzw. unten sind. Das heißt, wenn dein rechtes Bein oben ist, dann ist dein linker Arm oben und umgekehrt.

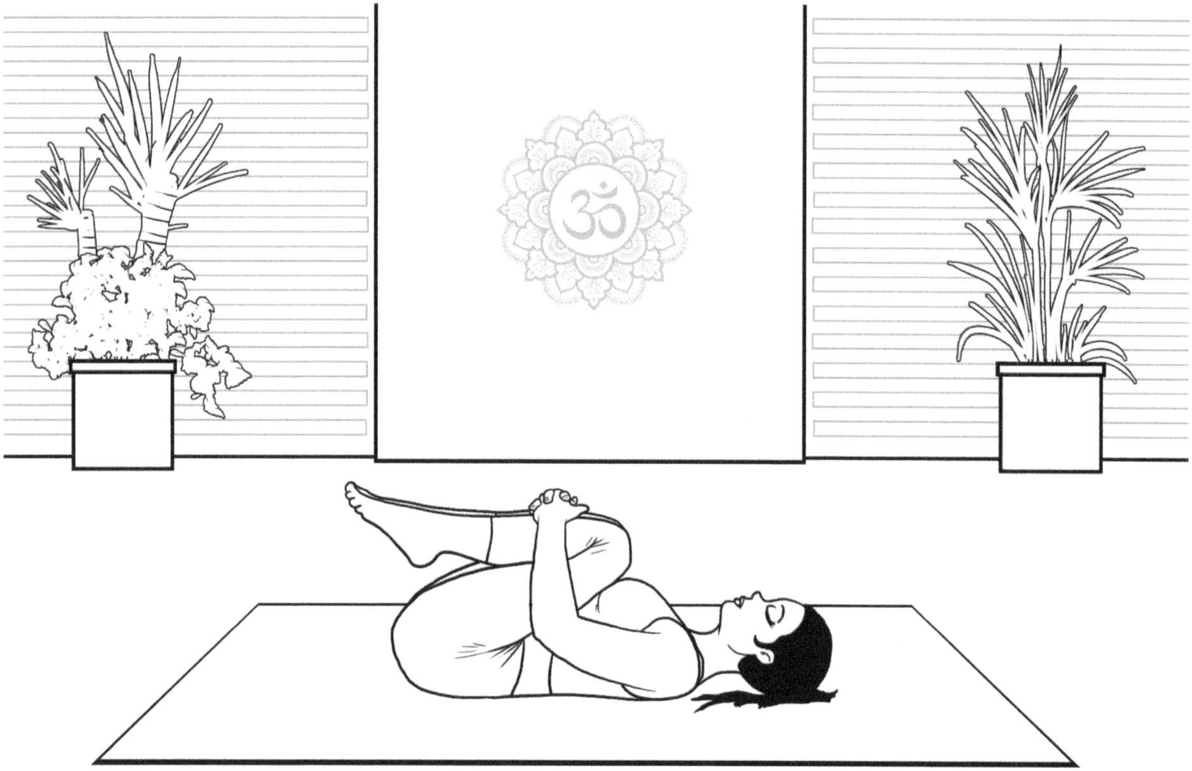

Apanasana

Das Päckchen

Affirmation: „Ich genieße die Ruhe und Entspannung in mir"

Chakra: Wurzel Chakra, Sakral Chakra

Körperliche Wirkung: Apanasana hilft bei Verstopfung, Blähungen und Verdauungsstörungen. Sie massiert deine inneren Organe, entspannt die Leisten und den unteren Rücken und reguliert den Säure-Basenhaushalt.

Mentale & Emotionale Wirkung: Das Päckchen ist eine äußerst beruhigende und entspannende Asana. Sie schenkt dir Ausgeglichenheit, Ruhe und Balance, reguliert Stress und löst mentale Anspannung.

Kontraindikationen: Bei Verletzungen an Rücken, Hüften oder Knien solltest du Apanasana nicht üben. In der Schwangerschaft solltest du nur mit Vorsicht und geöffneten Knien üben damit dein Bauch nicht eingeengt wird.

Beschreibung:

- Du liegst auf dem Rücken auf deiner Matte. Lass alle Anspannung von dir abfließen.
- Beuge mit dem Ausatmen deine Beine und bring die Knie zur Brust. Greife deine Schienbeine mit den Händen und/oder lege deine Knie in deine Ellenbogenbeugen.
- Dein Nacken liegt lang am Boden, deine Schultern sind entspannt. Schließe die Augen und atme tief in deinen Bauch hinein.
- Wenn es sich gut anfühlt kannst du leicht hin- und her wiegen und so deinen unteren Rücken sanft massieren.
- Bleibe für etwa 1 Minute hier, wenn du magst auch länger.
- Strecke zum Auflösen deine Beine wieder lang am Boden aus und lege die Arme seitlich neben deinem Körper ab, die Handflächen zeigen nach oben.
- Entspanne für einige Atemzüge in Rückenlage und übe dann gerne noch einmal.

Häufige Fehler & Tipps: Achte darauf, dass dein Rücken inklusive Hüfte, Schultern und Nacken lang und satt am Boden liegen.

Wissenswertes/Geschichte: Das Päckchen eignet sich ganz besonders gut, um den Rücken nach Drehungen zu neutralisieren aber auch, um am Ende der Yogapraxis vor der Schlussentspannung Körper und Geist zu beruhigen.

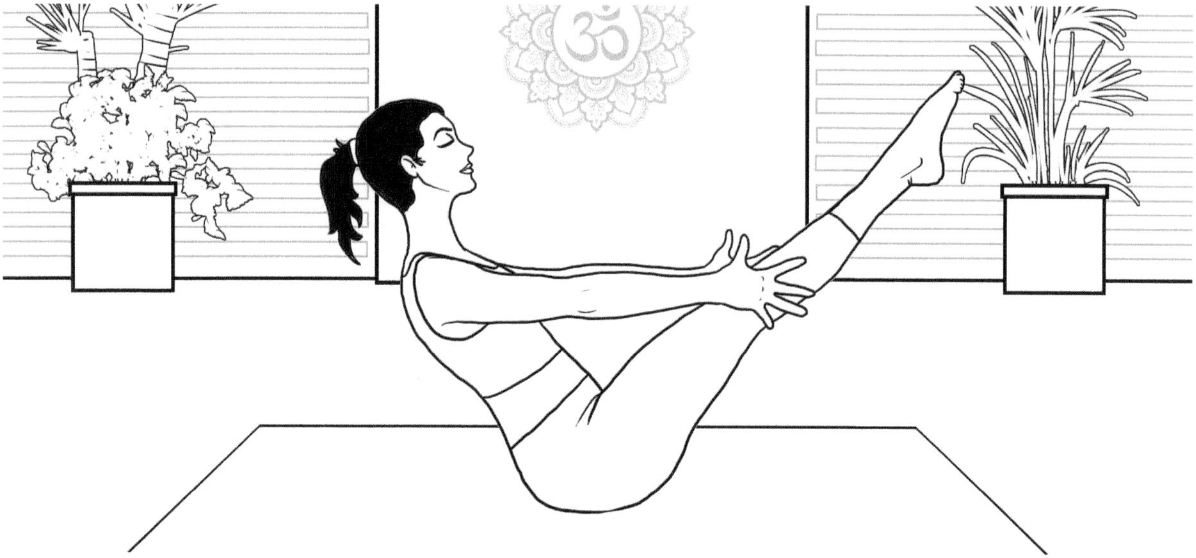

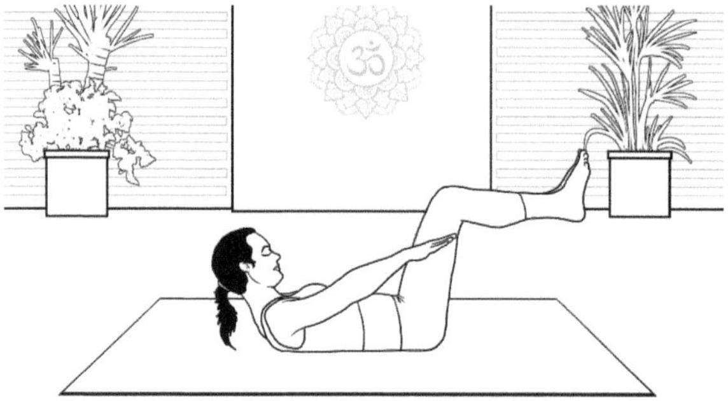

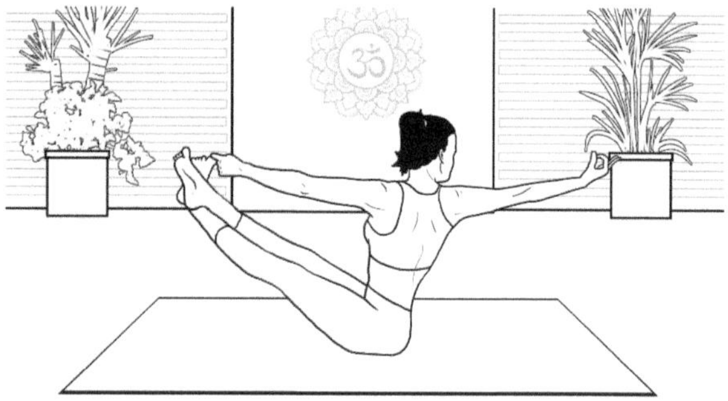

Navasana

Das Boot

Affirmation: „Ich bin stark und fokussiert"

Chakra: Sakral Chakra, Solarplexus Chakra

Körperliche Wirkung: Navasana stärkt deine gesamte Körpermitte, verbessert dein Gleichgewicht, unterstützt deine Verdauung und kräftigt deinen Nacken und Rückenmuskeln.

Mentale & Emotionale Wirkung: Das Boot hilft dir Stress abzubauen und fördert deine Konzentration und dein Durchhaltevermögen. Sie wirkt anregend auf dein Nervensystem und deine Lebensenergie Prana.

Kontraindikationen: Bei Durchfall, Kopfschmerzen, hohem Blutdruck oder Herzproblemen sowie Problemen im unteren Rücken, in der Schwangerschaft und während der Menstruation solltest du Navasana nicht üben.

Beschreibung:

- Setze dich am besten in Dandasana, der Stocksitz, auf deine Matte. Halte dein Körperzentrum aktiv und verankere deine Sitzbeinhöcker satt am Boden.
- Hebe die Arme lang nach vorne vor deinen Oberkörper an, die Handflächen zeigen nach oben und lehne dich langsam und kontrolliert zurück.
- Verlagere deinen Schwerpunkt auf dein Gesäß und hebe deine Beine vom Boden ab. Deine Beine sind fest und streben zueinander, deine Füße sind lang ausgestreckt und deine Arme sind lang und parallel zum Boden.
- Bleibe für etwa 5—10 Atemzüge hier und löse dann auf indem du deinen Oberkörper wieder nach vorne und deine Beine zum Boden bringst.
- Übe gerne noch ein- bis dreimal Navasana.

Häufige Fehler & Tipps: Achte darauf, dass deine Beine, Arme und eine Körpermitte aktiv und lang sind. Dein Rücken und dein Nacken sollten nicht rund sein.

Variation/en:

- Alternativ kannst du dich auf den Rücken legen und deine Beine etwa 90 Grad anwinkeln. Hebe deinen Kopf, das Kinn strebt zur Brust und strecke deine Arme in Richtung deiner Knie aus. Erzeuge eine gute Körperspannung und verbleibe für 10-20 Atemzüge hier. Wiederhole 2-3 Mal.
- Wenn du weiter gehen möchtest, überkreuze deine Beine in Navasana, greife deinen linken Fuß oder großen Zeh mit der linken Hand und strecke den rechten Arm lang nach hinten aus, so dass sich dein Körper nach rechts aufdreht. Halte für ca. 3-5 Atemzüge und wechsle dann die Seite.

Wissenswertes/Geschichte: Auch wenn das Boot eine unglaublich anstrengende Haltung ist, versuche dir während du übst selbst ein Lächeln zu schenken. Entspanne dich in die Anstrengung der Asana hinein. Als Belohnung winken feste Bauchmuskeln und ein kräftiger Rücken.

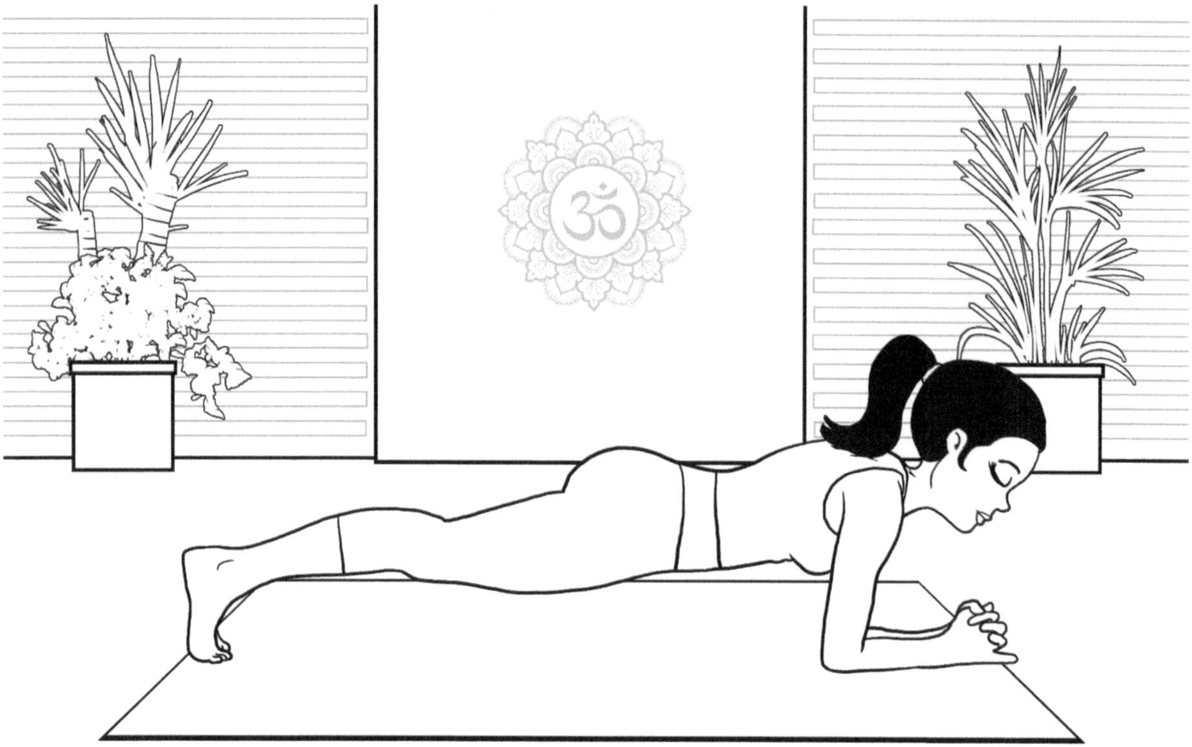

Chaturanga Dandasana

Das Brett

Affirmation: „Ich bin in meiner Kraft"

Chakra: Solarplexus Chakra, Herz Chakra

Körperliche Wirkung: Chaturanga Dandasana stärkt deinen gesamten Körper, sorgt für eine definierte Silhouette, dehnt die Wirbelsäule und verbessert deine Haltung.

Mentale & Emotionale Wirkung: Das Brett bringt dich ins hier und jetzt, stärkt deinen Durchsetzungswillen, deine Konzentration und dein Selbstbewusstsein.

Kontraindikationen: Bei Problemen in den Handgelenken, Schultern, Ellenbogen, bei Bluthochdruck, Durchfall oder in der Schwangerschaft und während der Menstruation solltest du Chaturanga Dandasana nicht üben.

Beschreibung:

- Starte im herabschauenden Hund. Atme hier tief ein und rolle dich dann wie eine Welle mit rundem Rücken nach vorne.

- Komm auf die Zehenspitzen und verlagere dein Gewicht auf deine Arme und beuge sie, so dass deine Unterarme parallel zum Oberkörper sind.

- Deine Ellenbogen streben dabei in Richtung deines Oberkörpers, dein Nacken und dein Rücken sind lang und deine Schultern streben weit weg von den Ohren.

- Aktiviere deinen gesamten Körper. Ziehe deinen Bauchnabel aktiv zur Wirbelsäule und mache deine Arme und Beine fest und stark.

- Bleibe für 1-10 Atemzüge hier und komme dann entweder zurück in den herabschauenden Hund oder lege deinen gesamten Körper lang und stark wie ein Brett auf der Matte ab.

- Übe danach gerne gleich noch einmal.

Häufige Fehler & Tipps: Achte darauf, dass dein gesamter Körper in einer Linie ist. Das Gesäß sollte nicht hochstehen, die Beine sollten so wie der Rücken und Nacken lang, gerade und fest sein.

Variation/en:

Strecke deine Arme lang aus, während dein Körper fest bleibt, um in das hohe Brett zu kommen.

Wissenswertes/Geschichte: Das Brett ist die Übung, die deinen gesamten Körper kräftigt und als Teil des Sonnengrußes in keiner Yogastunde fehlen darf.

Entspannungs-haltungen

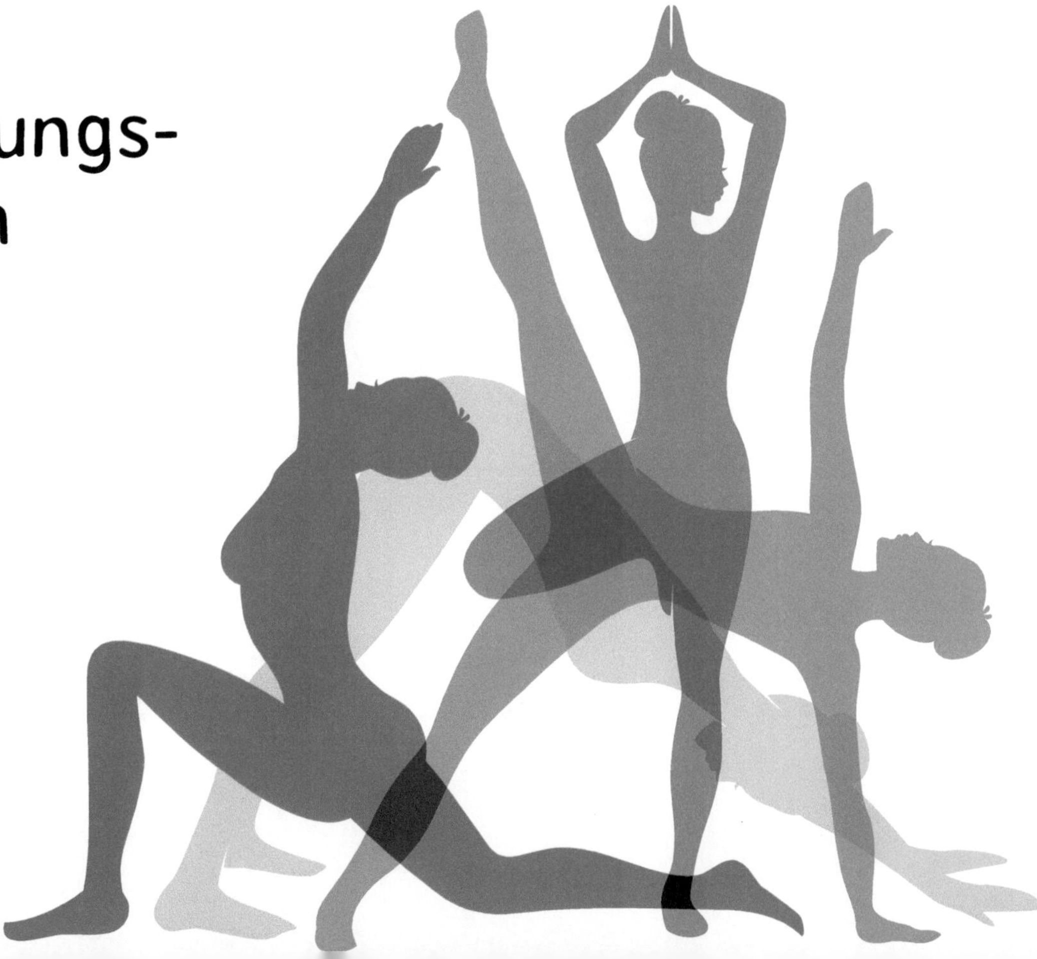

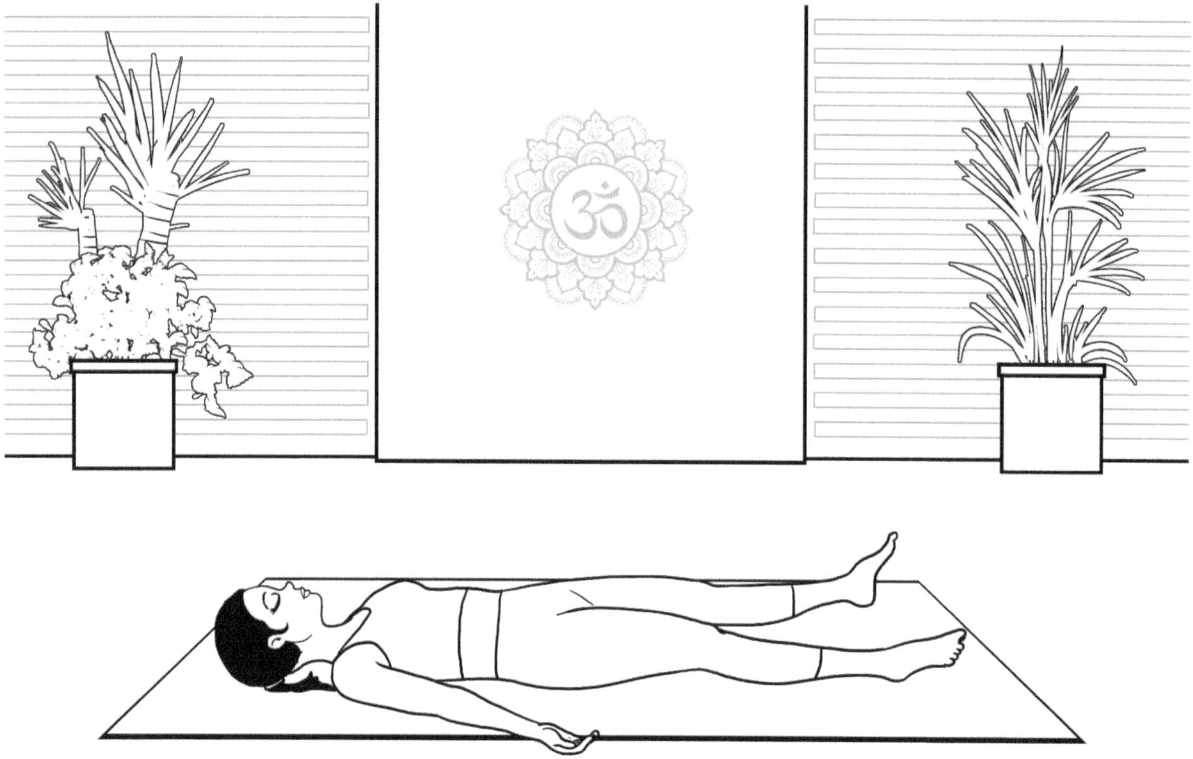

Shavasana

Die Totenhaltung

Affirmation: „Ich bin in mir zuhause"

Chakra: Alle

Körperliche Wirkung: Shavasana entspannt den gesamten Körper. Sie verringert die Atemfrequenz und den Herzschlag, senkt den Blutdruck und hilft bei Schlaflosigkeit.

Mentale & Emotionale Wirkung: Shavasana hilft Stress und Anspannung abzubauen, beruhigt und entspannt deinen Geist und deine Emotionen und regeneriert dein Nervensystem.

Beschreibung:

- Lege dich in Rückenlage auf deine Matte. Um optimal entspannen zu können, solltest du es warm genug haben. Zieh dir eine Jacke und/oder Socken über und/ oder deck dich zu.
- Streck deine Arme und Beine ganz locker aus, die Handflächen zeigen nach oben, die Füße rollen ganz entspannt nach außen.
- Spüre die Auflagepunkte deines Körpers, schließe die Augen und atme ganz ruhig. Bewege dich nicht.
- Lass alle Anspannung von dir abfließen und deinen Geist immer weiter und leichter werden.
- Verbleibe 5-10 Minuten in der Entspannung.
- Bewege zum Auflösen ganz sanft deine Finger und Zehen, streck dich, räkle dich und mach die Bewegungen die dir intuitiv gut tun.
- Rolle dich dann auf eine Körperseite und genieße die Nähe zu dir.
- Setze dich auf in einen bequemen Sitz, nimm die Hände vor dem Herzen in Anjali Mudra zusammen und bedanke dich bei dir selbst für deine Praxis. Jetzt ist auch ein guter Zeitpunkt für Meditation und/oder Atemübungen.

Häufige Fehler & Tipps: In der Schwangerschaft solltest du Shavasana auf der Seite liegend üben. Polstere deinen Bauch, Beine oder Kopf nach Bedarf mit Decken und/oder Kissen damit du es wirklich bequem hast. Bei Schmerzen im unteren Rücken hilft eine gerollte Decke oder ein Kissen unter den Kniekehlen, bei Schmerzen im Nacken eine gefaltete Decke oder ein Kissen unter dem Kopf.

Wissenswertes/Geschichte: Shavasana ist eine der wichtigsten Yogaübungen und sollte nach jeder Yogapraxis geübt werden. Auch wenn es einfach klingt, kann es oft eine Herausforderung sein wirklich entspannen und loszulassen. Es ist also normal, wenn du während Shavasana immer wieder in Gedanken versinkst. Wenn das passiert, komm einfach wieder zurück ins hier und jetzt. Mit der Zeit wird es dir immer leichter fallen in die Entspannung zu gleiten und dort zu verweilen.

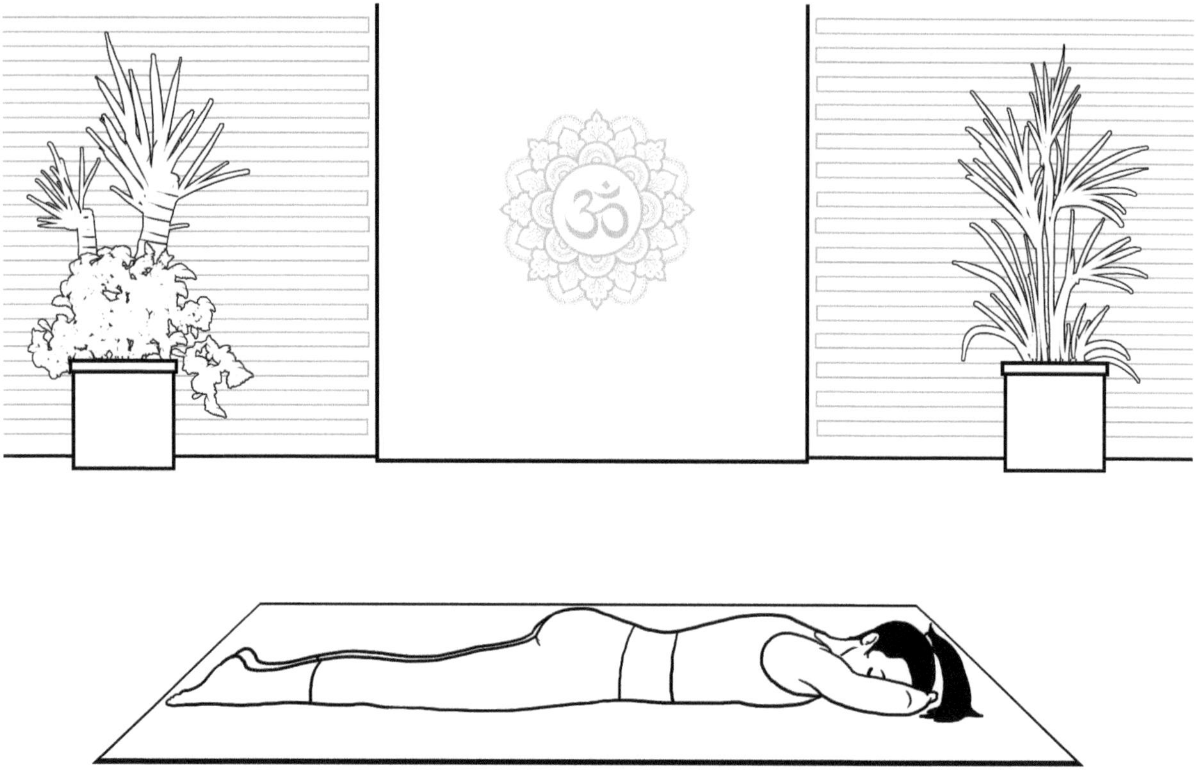

Adhvasana

Die Bauchlage

Affirmation: „Ich bin leicht und frei"

Chakra: Alle

Körperliche Wirkung: Adhvasana entspannt deinen gesamten Körper und massiert sanft deine inneren Organe.

Mentale & Emotionale Wirkung: Die Bauchlage hilft dir, Stress und Anspannung loszulassen, regeneriert und harmonisiert den Fluss deiner Lebensenergie Prana und schenkt dir ein Gefühl der Geborgenheit.

Kontraindikationen: In der Schwangerschaft sowie bei Nackenproblemen solltest du Adhvasana nicht üben.

Beschreibung:

- Komme in Bauchlage auf deine Matte. Deine großen Zehen zeigen nach innen zueinander und deine Beine liegen locker und entspannt auf.
- Forme mit deinen Händen ein Kissen und lege deine Stirn oder die Wange darauf ab. Die Ellenbogen zeigen nach außen.
- Schließe spätestens jetzt deine Augen, atme tief in den Bauch und gib alle Anspannung in den Boden ab.
- Verbleibe hier so lange es sich gut für dich anfühlt.

Häufige Fehler & Tipps: Du kannst mit der Haltung deiner Arme experimentieren, um eine Lage zu finden die sich wirklich gut anfühlt. Du kannst sie beispielsweise auch neben deinem Körper ablegen oder wie „Kaktusarme" nach vorne ausstrecken. Wichtig ist, dass du voll und ganz entspannen kannst.

Wissenswertes/Geschichte: Die Bauchlage hilft dir vor allem zwischen Übungen wie der Kobra oder dem Bogen deinen Körper zu neutralisieren.

Extra Herausforderungen

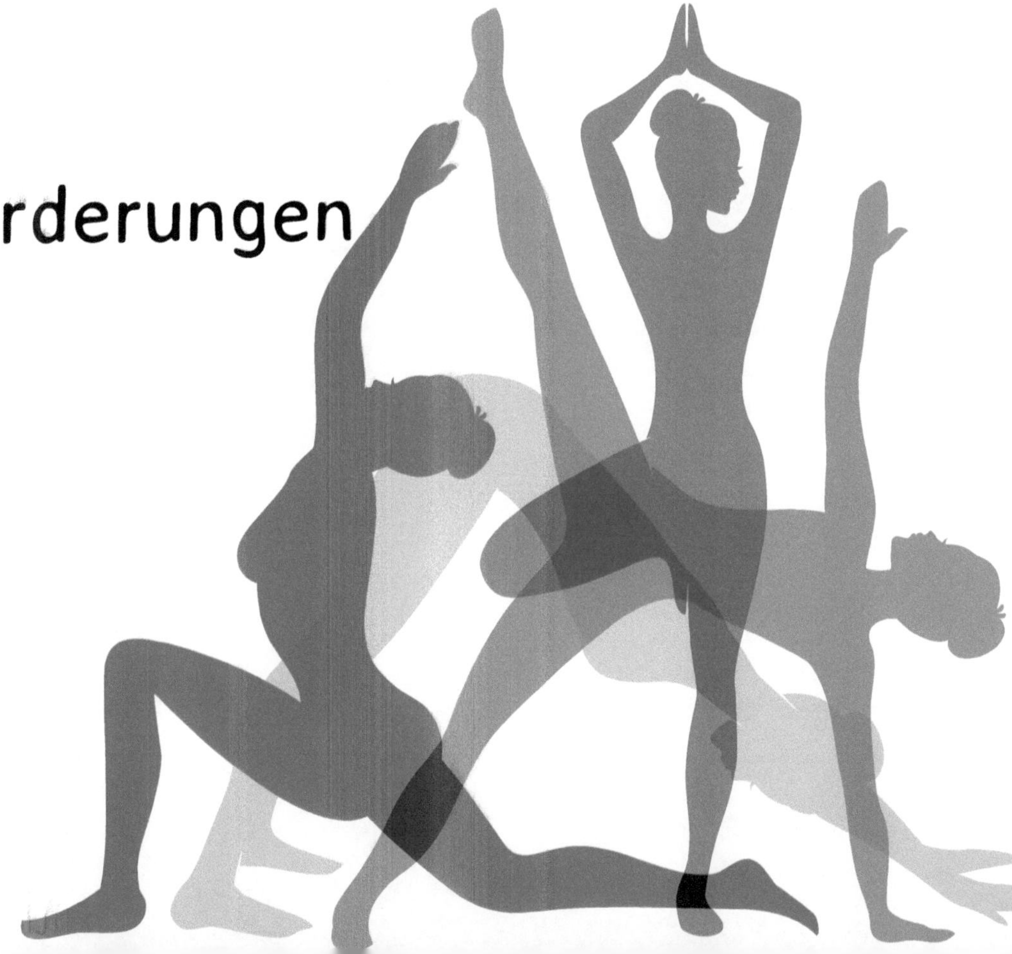

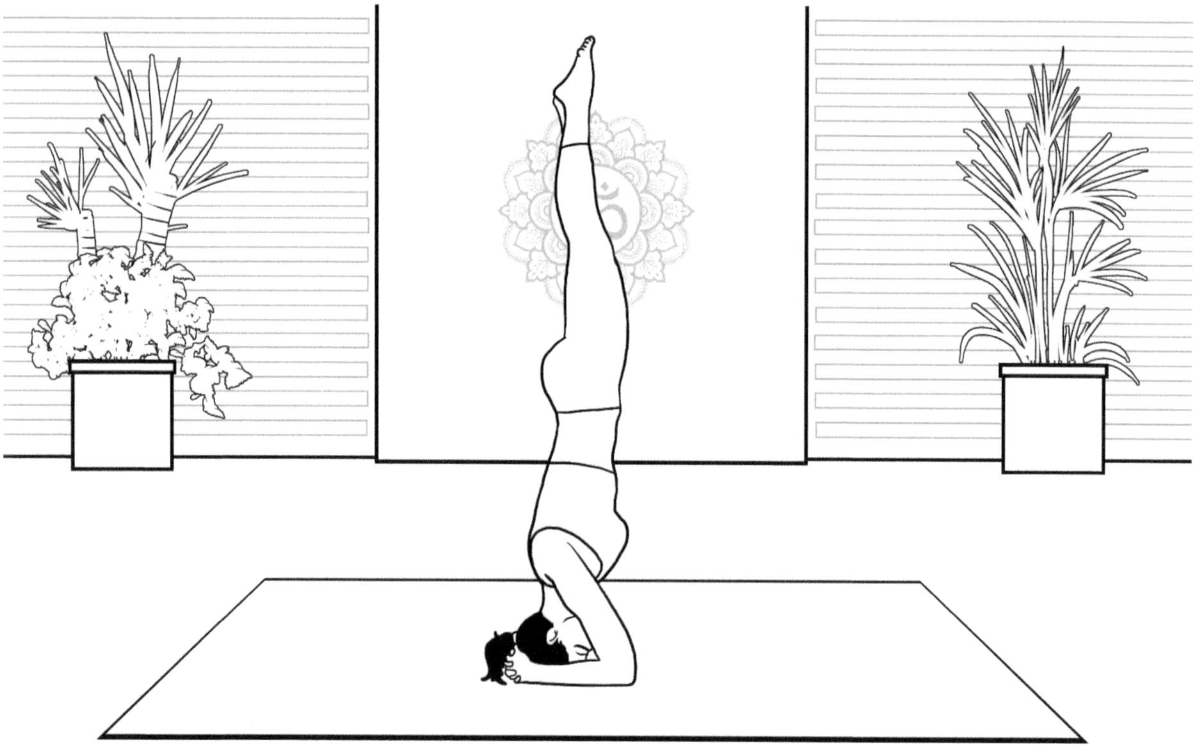

Shirshasana

Kopfstand

Affirmation: „Ich bin Leichtigkeit"

Chakra: Stirn Chakra, Kronen Chakra

Körperliche Wirkung: Der Kopfstand unterstützt deine Verdauung und die Schilddrüse, kräftigt deinen Bauch, den gesamten Rücken, die Schultern und Nackenmuskeln.

Mentale & Emotionale Wirkung: Shirshasana hilft dir, die Welt aus einem anderen Blickwinkel zu sehen, dich zu fokussieren, stärkt die Konzentration und dein Selbstbewusstsein und fördert innere Balance.

Kontraindikationen: Bei Problemen mit Schultern, Rücken oder dem Nacken sowie Bluthochdruck, Kopfschmerzen, Augen- oder Herzproblemen solltest du den Kopfstand nicht üben.

Beschreibung:

- Starte im Fersensitz. Atme ein paar Mal tief ein und aus und komme nach vorne in den Vierfüßlerstand – allerdings auf deine Ellenbogen anstatt auf deine Hände.
- Greife nun den jeweils gegenüberliegenden Ellenbogen, damit du den richtigen Abstand der Arme hast.
- Bringe nun deine Hände nach vorne und verschränke die Finger. Deine Arme bilden nun ein Dreieck am Boden. Presse deine Unterarme und die Hände fest in den Boden.
- Setze nun deinen Scheitel genau in dieses Dreieck. Dein Hinterkopf berührt dabei deine Hände und wird von ihnen geführt und gestützt.
- Wandere nun mit den Füssen in Richtung deines Körpers, so dass sich deine Hüften über deinen Schultern ausrichten.
- Spiele nun damit, dein Gewicht zu verlagern und probiere deine Füße langsam und kontrolliert vom Boden abzuheben. Am Anfang wird das schon reichen.
- Wenn du es schaffst beide Füße vom Boden abzuheben, bringe dein Becken kontrolliert in einer Linie über deine Schultern und strecke von hier deine Beine lang nach oben aus.
- Wenn du es bis in den Kopfstand geschafft hast, bleibe für mindestens 10-20 Atemzüge hier.
- Bringe zum Auflösen deine Füße langsam und kontrolliert wieder zum Boden und setze dich zurück in den Fersensitz.

Häufige Fehler & Tipps: Wärme dich vor dem Kopfstand immer besonders gut auf und achte darauf, dich nicht zu überfordern. Lass dir Zeit beim Üben und lege deinen Fokus lieber darauf, Kraft aufzubauen und so Stabilität und Länge deines Körpers zu kreieren als darauf, schnell die Füße nach oben zu bekommen.

Variation/en:

Sobald du dich einmal im Kopfstand sicher fühlst, kannst du damit experimentieren deine Beine zu beugen oder zu überkreuzen.

Wissenswertes/Geschichte: Shirshasana ist sehr anspruchsvoll und wird auch der König der Asanas genannt.

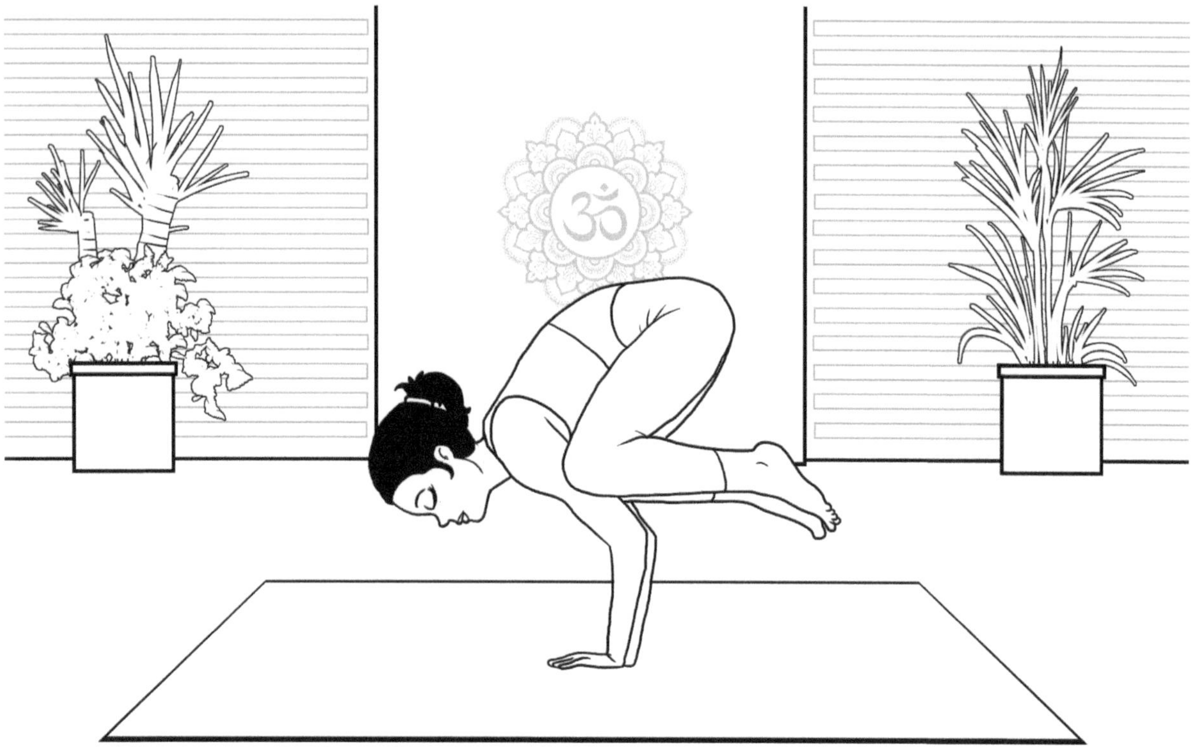

Kakasana

Die Krähe

Affirmation: „Ich bin Stärke, Mut und Ausdauer"

Chakra: Stirn Chakra

Körperliche Wirkung: Kakasana kräftigt deine Arme und die Schultern und stärkt deine Handgelenke und die Bauchmuskulatur.

Mentale & Emotionale Wirkung: Die Krähe stärkt dein Selbstvertrauen und deine Willenskraft und fokussiert deinen Geist.

Kontraindikationen: Bei Problemen mit den Handgelenken oder Schultern, bei Bluthochdruck, in der Schwangerschaft oder während der Menstruation solltest du Kakasana nicht üben.

Beschreibung:

- Hocke dich auf deine Matte. Halte den Rücken gerade und aktiviere deine Körpermitte. Atme tief und ruhig ein und aus.
- Setze deine Hände etwa Schulterbreit vor dir auf die Matte auf. Deine Finger sind gespreizt und deine Hände etwas nach innen gedreht, so dass Daumen und Zeigefinger zueinander zeigen. Deine Arme sind parallel zueinander und gebeugt und die Ellenbogen zeigen nach hinten.
- Mach deine Arme ganz fest und lege deine Knie entweder über die Ellenbogen, an den Oberarm oder in die Achselhöhle – je nachdem, wie gelenkig du bist.
- Richte deinen Blick nach vorn und verlagere gleichzeitig dein Gewicht nach vorn. Dein Gesäß strebt nach oben, die Füße folgen so automatisch.
- Wenn die Füße von der Matte abgehoben sind, führe die großen Zehen zueinander und bringe die Fersen so nah wie möglich an dein Gesäß.
- Bleibe 3-5 Atemzüge hier und löse dann auf, indem du dein Gewicht wieder nach hinten verlagerst und auf den Füssen landest.

Häufige Fehler & Tipps: Für die Krähe brauchst du viel Kraft und Stabilität in den Armen und Schultern. Lass dir Zeit beim Üben und überfordere dich nicht. Achte darauf, dass du den Blick so weit wie möglich nach vorne richtest ohne im Nacken einzuknicken und das deine Rumpfmuskulatur und deine Arme fest und aktiv sind.

Wissenswertes/Geschichte: Wenn du Angst hast nach vorne zu kippen sobald du die Füße vom Boden nimmst, lege eine dicke gefaltete Decke oder ein Kissen vor dich. Ein Yogaklotz oder dickes Buch unter deinen Füssen kann dir helfen dein Gesäß anzuheben und die Füße vom Boden zu lösen.

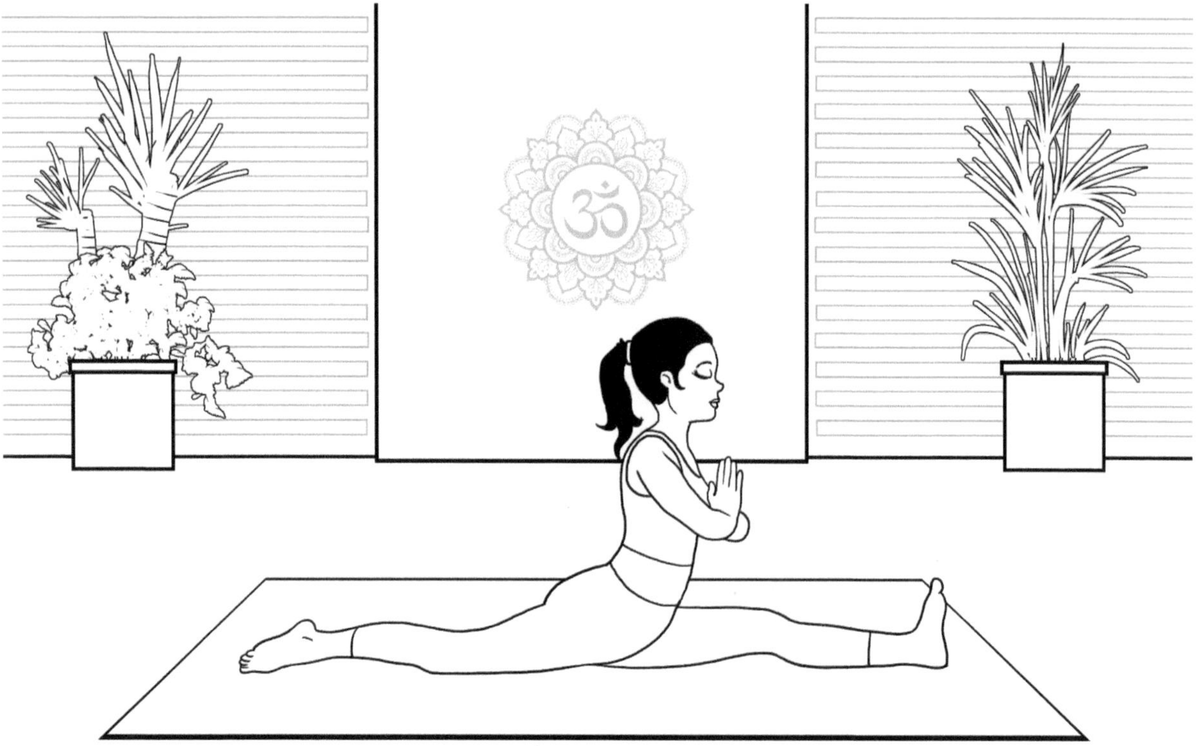

Hanumanasana

Spagat

AffirmaAffirmation: „Ich kann"

Chakra: Wurzel Chakra

Körperliche Wirkung: Hanumanasana dehnt deine Oberschenkel, Leisten und Hüften.

Mentale & Emotionale Wirkung: Der Spagat beruhigt deinen Geist und hilft Anspannung und Stress zu reduzieren.

Kontraindikationen: Bei Problemen mit den Knien oder Hüften, sowie im unteren Rücken solltest du Hanumanasana nicht üben.

Beschreibung:

- Starte in Tadasana und tritt zurück in den Krieger I. Lege dein hinteres Knie und den Fußrücken auf die Matte ab und bring deine Hände neben deine vordere Ferse zum Boden.

- Achte darauf, dass deine Hüfte gerade nach vorne ausgerichtet bleibt. Ziehe die Zehen des vorderen Fußes nach oben und wandere mit der Ferse immer weiter nach vorne bis du eine gute Dehnung in deinem Oberschenkel spürst.

- Am Anfang kann es schon reichen, wenn du hier für einige Atemzüge bleibst.

- Wenn du weitergehen möchtest, versuche dein vorderes Bein zum Boden zu bringen. Dein hinteres Bein sollte lang und gerade nach hinten streben.

- Wenn du mit der Hüfte am Boden ankommst, bleibe für einige Atemzüge hier. Du kannst die Hände neben der Hüfte auf dem Boden aufstützen, nach oben über den Kopf strecken oder in Anjali Mudra vor deinem Herz halten.

- Um aufzulösen, lehne dich auf die Seite des vorderen Beines, so dass du auf dein Gesäß kommst. Schwinge dann das hintere Bein nach vorne.

- Entspanne für ein paar Atemzüge im Sitzen und übe dann die andere Seite.

Häufige Fehler & Tipps: Hanumanasana braucht viel Flexibilität in den Hüften und Oberschenkeln. Überfordere dich niemals und nimm dir viel Zeit zum Üben. Wärme dich vorher immer gut auf. Achte beim Üben darauf, dass deine Hüfte gerade nach vorne ausgerichtet bleibt.

Wissenswertes/Geschichte: Der Spagat ist eine der anspruchsvollsten Asanas. Sieh es mehr als eine Reise, bei der der Weg das Ziel ist. Wenn du versuchst, dich in Hanumanasana zu zwingen, ist die Verletzungsgefahr sehr groß. Sei deshalb sehr umsichtig mit dir selbst und übe dich in Geduld und Hingabe.

Vielen Dank!

Vielen Dank, dass du unser Buch gelesen hast.

Wir hoffen, du konntest viel über Yoga lernen und hattest einen ersten Start in diese faszinierende Welt.

Quellen und Literaturverweise

Anna Trökes:
Die deutsche Yoga-Koryphäe, Yoga-LehrerInnen-Ausbildnerin und Bestseller-Autorin

Yoga und Atemtypen. Buch 2017
Umgang mit Stress. Yoga!Das Magazin. 06/2020
https://prana-yogaschule.de
https://www.yogaeasy.de/

Dr. Ronald Steiner:
Sportmediziner und Deutschlands Ashtanga Yoga Experte

Der Yoga Doc: Heilen mit Yoga – die besten Übungen für zahlreiche Beschwerden. Buch 2020
https://de.ashtangayoga.info/
https://www.yogaeasy.de/
Yoga Sutra von Patanjali – der Leitfaden des Yoga mit Übersetzung und Kommentaren
https://de.ashtangayoga.info/philosophie/quelltexte-und-mantren/yoga-sutra/
Hatha Yoga Pradipika von Svatmarama – die Leuchte des Hatha Yoga
https://de.ashtangayoga.info/philosophie/quelltexte-und-mantren/hatha-yoga-pradipika/

Eberhard Bärr:

Das wirkliche Problem liegt in dir! Interview zu Quellenschriften
https://de.ashtangayoga.info/philosophie/philosophie-und-tradition/170227-vedanta-philosophie/

Kristin Rübesamen:

Die Geschichte des Yoga
https://www.yogaeasy.de/artikel/die-geschichte-des-yoga
Die Philosophie des Yoga – von Karma bis Sutra
https://www.yogaeasy.de/artikel/gefaellt-dir-dein-leben-achtung-philosophie

Peter Bödeker:

Yoga in der Bhagavad Gita
https://www.yoga-welten.de/schriften/gita/yoga-in-der-bhagavad-gita.htm

Wanda Badwal:
Yoga-LehrerInnen-Ausbildnerin und Yoga-Podcast-Pionierin im deutschsprachigen Raum

Yoga: Die 108 wichtigsten Asanas und ihre ganzheitliche Wirkung. Buch 2019
Wandaful Podcast / Spotify: #10 Welcher Yogastil passt zu mir?

Impressum:

1. Auflage

Kontakt:
PUBLISHED 4 YOU
Lars Hütz/Dückersstraße 9a/40667 Meerbusch
Druckerei: Amazon Media EU S.à r.l., 5
Rue Plaetis, L-2338, Luxembourg

Printed in Poland
by Amazon Fulfillment
Poland Sp. z o.o., Wrocław

87475170R00112